*Enfermagem|essencial*

# Processo de Enfermagem

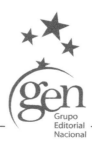

O GEN | Grupo Editorial Nacional – maior plataforma editorial brasileira no segmento científico, técnico e profissional – publica conteúdos nas áreas de ciências da saúde, exatas, humanas, jurídicas e sociais aplicadas, além de prover serviços direcionados à educação continuada e à preparação para concursos.

As editoras que integram o GEN, das mais respeitadas no mercado editorial, construíram catálogos inigualáveis, com obras decisivas para a formação acadêmica e o aperfeiçoamento de várias gerações de profissionais e estudantes, tendo se tornado sinônimo de qualidade e seriedade.

A missão do GEN e dos núcleos de conteúdo que o compõem é prover a melhor informação científica e distribuí-la de maneira flexível e conveniente, a preços justos, gerando benefícios e servindo a autores, docentes, livreiros, funcionários, colaboradores e acionistas.

Nosso comportamento ético incondicional e nossa responsabilidade social e ambiental são reforçados pela natureza educacional de nossa atividade e dão sustentabilidade ao crescimento contínuo e à rentabilidade do grupo.

*Enfermagem | essencial*

# Processo de Enfermagem

**Wanda de Aguiar Horta**
Professora Titular da Escola de Enfermagem da USP.

*Com a colaboração de*
**Brigitta E. P. Castellanos**
Professora Assistente da Escola de Enfermagem da USP.

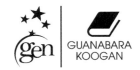

- As autoras deste livro e a EDITORA GUANABARA KOOGAN LTDA. empenharam seus melhores esforços para assegurar que as informações e os procedimentos apresentados no texto estejam em acordo com os padrões aceitos à época da publicação, *e todos os dados foram atualizados pelas autoras até a data da entrega dos originais à editora.* Entretanto, tendo em conta a evolução das ciências da saúde, as mudanças regulamentares governamentais e o constante fluxo de novas informações sobre terapêutica medicamentosa e reações adversas a fármacos, recomendamos enfaticamente que os leitores consultem sempre outras fontes fidedignas, de modo a se certificarem de que as informações contidas neste livro estão corretas e de que não houve alterações nas dosagens recomendadas ou na legislação regulamentadora.

- As autoras e a editora se empenharam para citar adequadamente e dar o devido crédito a todos os detentores de direitos autorais de qualquer material utilizado neste livro, dispondo-se a possíveis acertos posteriores caso, inadvertida e involuntariamente, a identificação de algum deles tenha sido omitida.

- **Atendimento ao cliente: (11) 5080-0751 | faleconosco@grupogen.com.br**

- Direitos exclusivos para a língua portuguesa
  Copyright © 2011 by
  **EDITORA GUANABARA KOOGAN LTDA.**
  **Uma editora integrante do GEN | Grupo Editorial Nacional**
  Travessa do Ouvidor, 11 – Rio de Janeiro – RJ – CEP 20040-040
  www.grupogen.com.br

- Reservados todos os direitos. É proibida a duplicação ou reprodução deste volume, no todo ou em parte, em quaisquer formas ou por quaisquer meios (eletrônico, mecânico, gravação, fotocópia, distribuição pela Internet ou outros), sem permissão, por escrito, da EDITORA GUANABARA KOOGAN LTDA.

- Capa: Bruno Sales
  Editoração eletrônica: Anthares
  Projeto gráfico: Editora Guanabara Koogan

- Ficha catalográfica

H811p

Horta, Wanda de Aguiar
Processo de enfermagem / Wanda de Aguiar Horta; com a colaboração de Brigitta E. P. Castellanos. - [Reimpr.]. - Rio de Janeiro: Guanabara Koogan, 2023.

Inclui bibliografia
ISBN 978-85-277-1984-1

1. Enfermagem. 2. Enfermagem - Prática. 3. Enfermagem - Orientação profissional. I. Castellanos, Brigitta E. P. (Brigitta Elza Pfeiffer). II. Título.

11-5474.                              CDD: 610.73
                                       CDU: 616-083

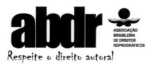

# Prefácio

Com o processo de enfermagem, a profissão atingiu sua maioridade. Nos Estados Unidos, esse processo vem sendo sistematizado, e os serviços de auditoria têm valorizado sua aplicação, creditando as instituições nas quais é utilizado. No Brasil, em contrapartida, a implantação do processo ainda está em fases iniciais, em razão da insuficiente literatura sobre o assunto.

Este livro reúne várias publicações sobre o tema, além de artigos inéditos, com o objetivo de fornecer aos enfermeiros subsídios que tornem mais fácil, na prática, a sua introdução aos procedimentos correlacionados à aplicação do processo de enfermagem.

A autonomia profissional será adquirida no momento em que toda a classe passar a utilizar a metodologia científica em suas ações – o que só será alcançado pela aplicação sistemática do processo de enfermagem.

Esta obra, destinada aos alunos do curso de graduação em Enfermagem, foi elaborada com o propósito de ajudá-los a compreender o processo de enfermagem. Por meio de exemplos, a exequibilidade do processo é demonstrada, afastando dúvidas e aplicando, operacionalmente, a metodologia científica. Que este trabalho, além de atender às necessidades de todos os profissionais e estudantes, sirva, também, ao objetivo final que buscamos: o aprimoramento contínuo do nível teórico da enfermagem em nosso país.

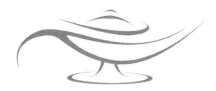

# Sumário

**1 Filosofia, Teoria e Ciência de Enfermagem, 1**
Filosofia de enfermagem, 2
Ciência e teoria, 3
A enfermagem é uma ciência?, 3
Níveis de teoria, 4
Ciência de enfermagem, 5
Teorias de enfermagem, 8
Teoria homeostática, 8
Teoria holística, 11
Teoria de Imogenes King, 13
Teoria sinergística, 17
Teoria da adaptação, 19
Teoria de Martha Rogers, 21
Teoria das necessidades humanas básicas, 28
Enfermagem como serviço prestado ao ser humano, 29
Enfermagem como parte integrante da equipe de saúde, 30

**2 Processo de Enfermagem, 33**
Introdução, 34
Histórico, 36
Necessidades humanas básicas, 37
Conceituação e características, 37
Exemplos de manifestação de necessidades, 40
Histórico de enfermagem, 40
Conceito, 40
Características, 41
Responsabilidade, 41
Técnica, 41
Fatores que interferem na elaboração do histórico, 42
Mínimo indispensável, 43
Vantagens e utilização dos dados, 43
Problemas de enfermagem, 43
Exame físico, 43
Considerações gerais, 45
Partes de um histórico, 45
Comentários, 47

Histórico de enfermagem simplificado, 48
Histórico 1, 49
Histórico 2, 50
Histórico 3, 52
Modelos de histórico de enfermagem simplificado, 56
Diagnóstico de enfermagem, 59
Modelo operacional para determinar a dependência de enfermagem em natureza e extensão, 60
Representação gráfica, 63
Metodologia, 66
Plano assistencial, 66
Plano de cuidados ou prescrição de enfermagem, 67
Evolução de enfermagem, 68
Prognóstico de enfermagem, 69
Consulta de enfermagem, 69
Modelo de consulta de enfermagem, 72
Síndromes de enfermagem, 73
Síndrome deambulatorial, 74
Síndrome cirúrgica, 74
Síndrome EHN, 75
Comentários, 75

**3 Aplicação do Processo de Enfermagem, 77**
Primeiro exemplo, 78
Histórico de enfermagem, 78
Diagnóstico de enfermagem, 80
Evolução de enfermagem, 81
Prognóstico de enfermagem, 83
Segundo exemplo, 83
Histórico de enfermagem, 83
Diagnóstico de enfermagem, 86
Plano de cuidados, 88
Terceiro exemplo, 88
Histórico de enfermagem, 88
Quarto exemplo, 92
Consulta de enfermagem, 92
Evolução, 94

**Bibliografia, 97**

**Índice Alfabético, 101**

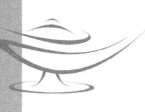

# Processo de Enfermagem

# 1

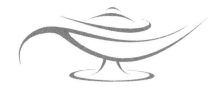

# Filosofia, Teoria e Ciência de Enfermagem

- Filosofia de enfermagem, *2*
- Ciência e teoria, *3*
- Teorias de enfermagem, *8*
- Teoria das necessidades humanas básicas, *28*

# Filosofia de enfermagem

Nenhuma ciência pode sobreviver sem filosofia própria. Embora esta muitas vezes não se evidencie de maneira clara e por escrito, percebe-se que todos os cientistas deste ramo do saber humano estão ligados entre si por comum unidade de pensamento, ou seja, na filosofia científica.

A filosofia leva à Unidade do pensar, e este pensar se dirige à busca da Verdade, do Bem e do Belo.

A enfermagem, como os outros ramos do conhecimento humano, não pode prescindir de uma filosofia unificada que lhe conceda bases seguras para o seu desenvolvimento.

Filosofar é "pensar a realidade", é "uma interrogação". Inúmeros são os conceitos de filosofia, mas todos têm como pontos em comum: o Ser, o Conhecer e a Linguagem.

O Ser "é aquilo que é", é a realidade. Na enfermagem, distinguem-se três Seres: o Ser-Enfermeiro, o Ser-Cliente ou Paciente e o Ser-Enfermagem.

O Ser-Enfermeiro é um ser humano, com todas as suas dimensões, potencialidades e restrições, alegrias e frustrações; é aberto para o futuro, para a vida, e nela se engaja pelo compromisso assumido com a enfermagem. Esse compromisso levou-o a receber conhecimentos, habilidades e formação de enfermeiro sancionados pela sociedade, os quais, por sua vez, lhe outorgaram o direito de *cuidar de gente*, ou seja, de outros seres humanos. Em outras palavras: o Ser-Enfermeiro é *gente* que cuida de *gente*.

O Ser-Cliente ou Paciente pode ser um indivíduo, uma família ou uma comunidade; em última análise, são seres humanos que necessitam de cuidados de outros seres humanos em qualquer fase do ciclo vital e do ciclo saúde-doença.

Quando o Ser-Enfermeiro está isolado, não exerce enfermagem a não ser consigo mesmo. Para que surja o Ser-Enfermagem, é indispensável a presença de outro ser humano, o Ser-Cliente ou Paciente. Do encontro do Ser-Enfermeiro com o Ser-Cliente ou Paciente surge uma interação resultante das percepções, ações que levam a uma transação. Neste momento, faz-se presente o Ser-Enfermagem, ou seja, um Ser abstrato que se manifesta na interação e transação do Ser-Enfermeiro com o Ser-Cliente ou Paciente. O

---

▼

A enfermagem não pode prescindir de filosofia unificada que conceda bases seguras ao seu desenvolvimento

---

▼

Os três Seres nos quais a enfermagem se distingue são: Ser-Enfermeiro, Ser-Cliente ou Paciente e Ser-Enfermagem

---

▼

O Ser-Enfermeiro é *gente* que cuida de *gente*

---

▼

O Ser-Cliente ou Paciente necessita de cuidados em qualquer fase do ciclo vital e do ciclo saúde-doença

---

▼

O Ser-Enfermagem surge a partir da interação do Ser-Enfermeiro com o Ser-Cliente ou Paciente

Ser-Enfermagem tem como objeto assistir às necessidades humanas básicas. Está, portanto, intrinsecamente ligado ao ser humano. Essa assistência ao ser humano ocorre no ciclo saúde-doença em qualquer fase do ciclo vital. O Ser-Enfermeiro aparece na iminência ou na transcendência da ação de enfermagem. O aspecto iminente da ação do Ser-Enfermeiro surge naquilo que é rotineiro, cotidiano, mas não fica a ele limitado. Para atingir sua plenitude de ação, o Ser-Enfermeiro subtranscende e pode alcançar, assim, os níveis mais elevados do Ser-Enfermagem.

Transcender o Ser-Enfermagem é ir além da obrigação, do "ter o que fazer". É estar comprometido, engajado na profissão, é compartilhar com cada ser humano sob seus cuidados a experiência vivenciada em cada momento. É usar-se terapeuticamente, é dar calor humano, é se envolver (sem base neurótica) com cada ser e viver cada momento como o mais importante de sua profissão. Essa transcendência assume um caráter mais importante no binômio vida-morte. Ajudar a vir ao mundo um novo ser, nele ver todo o potencial que se desenvolverá, o mistério da vida, é transcendental. A morte, fim inevitável de todos nós, é a ocasião única para a transcendência do Ser-Enfermagem, no exato momento em que ajuda outro ser a crescer e autotranscender na passagem para uma outra vida, da qual pouco ou nada sabemos, mas que, com a ajuda do Ser-Enfermeiro, o ser humano suporta sem temor, em paz, e com segurança. Obter esse resultado leva o Ser-Enfermeiro aos píncaros da transcendência do Ser-Enfermagem. É uma experiência única e que jamais se repete por igual.

*Transcender o Ser-Enfermagem é ir além da obrigação, do "ter o que fazer"*

## ■ Ciência e teoria

### A enfermagem é uma ciência?

Vejamos algumas definições de ciência: "Conjunto de conhecimentos organizados e sistematizados"; "uma atividade humana desenvolvendo um conjunto crescente, do ponto de vista histórico, de técnicas, conhecimentos empíricos e teorias relacionadas entre si e referentes ao universo natural"; "uma apresentação da realidade pela inteligência, por uma sistematização de conceitos, pressupostos [...]".

*A enfermagem agregou técnicas, conhecimentos empíricos e teorias relacionadas entre si e referentes ao universo natural*

Diante desses conceitos, analisemos qual seria o possível posicionamento da enfermagem. Dentro do primeiro conceito ela não se situa, uma vez que, embora tenha um corpo de conhecimentos, estes não se encontram organizados e sistematizados. No segundo conceito, enquadra-se plenamente, por tratar-se de uma atividade humana que acumulou conhecimentos empíricos do ponto de vista histórico e de maneira crescente. Conta, além disso, com teorias relacionadas entre si e referentes ao universo natural. Responde parcialmente ao terceiro conceito, tendo em vista ser uma apresentação da realidade pela inteligência, mas ainda não sistematizada, embora apresente conceitos e pressupostos.

Teoria é o aparelho conceitual. Representa um mundo ou realidade possível ou, segundo Lahr, "um conjunto de leis particulares mais ou menos certas, ligadas por uma explicação comum, toma o nome de sistema ou teoria"; "é um conjunto logicamente ordenado, de proposições hipotéticas, conceitos e definições, que visa explicar uma ou mais classes de eventos naturais"; "estabelece relações entre fatos"; "é um sistema ou estrutura conceitual criado para algum propósito ou objetivo". A teoria não é um assunto pessoal, sonho ou fantasia, filosofia ou somente taxonomia.

> Ciência e teoria não são contemplativas, e sim práticas

Ciência e teoria não são contemplativas, são práticas. Ciência é "práxis", é vontade de poder. Técnica é vontade de poder efetuada.

A teoria é importante como guia de ação (não explica como agir, mas aponta o que· acontecerá atuando-se de determinada maneira), bem como para coleta de fatos, na busca de novos conhecimentos e na elucidação da natureza da ciência.

## Níveis de teoria

> As teorias classificam-se nos níveis: isolamento de fatores, relacionamento de fatores, relacionamento de situações e produtora de situações

Segundo Dickoff e James, as teorias classificam-se em quatro níveis:

- **Nível I**: isolamento de fatores
- **Nível II**: relacionamento de fatores
- **Nível III**: relacionamento de situações (preditivas)
- **Nível IV**: produtora de situações (prescritivas).

> As teorias de nível I isolam e classificam os elementos pelos fatores

As teorias de nível I isolam e classificam os elementos pelos fatores. Como exemplos temos as classificações zoológicas e botânicas e os 21 problemas de Faye Abdellah. As teorias de nível II, por sua vez, estabelecem relações entre os fatores (p. ex., a anatomia e a fisiologia).

> As teorias de nível II estabelecem relações entre os fatores

Os dois primeiros níveis de teoria são estáticos, os demais são dinâmicos.

As teorias de nível III (preditivas) relacionam situações, são inibidoras ou produtoras. Para exemplificá-las, temos as teorias enzimáticas. Só ocorre o fenômeno B se A estiver presente; o fenômeno pode ser acelerado ou inibido. A teoria de enfermagem de Martha Rogers situa-se no nível III.

As teorias de nível IV (prescritivas) são produtoras de situação. Essas teorias prescrevem todos os elementos ou fatores para que a situação A ocorra e quais serão seus resultados. A teoria das necessidades humanas básicas em enfermagem é de nível IV, bem como a teoria da adaptação de Sister Callista Roy.

As teorias de nível IV apresentam as seguintes características:

- Especificam um objetivo-conteúdo como finalidade da atividade
- Prescrevem o necessário para a atividade realizar o *objetivo-conteúdo*
- Dispõem de uma "lista de levantamento" (*survey list*) que serve como suplemento à presente prescrição e como preparação para futura prescrição para a atividade atingir o objetivo-conteúdo. A "lista de levantamento" orienta a atividade prática à luz da teoria, serve como assessoramento da teoria e permite pesquisa para validar a teoria ou especular sobre ela.

Os componentes da "lista de levantamento" são:

- *agente*: quem ou o que faz a atividade
- *paciente*: quem ou o que é recipiente da atividade
- *estrutura*: qual é o ponto final ou fim da atividade
- *procedimento*: qual é o processo orientador, técnica ou protocolo da atividade
- *dinâmica*: qual é a fonte de energia para a atividade, se química, fisiológica, biológica, mecânica, psicológica etc.

Na enfermagem, é aconselhável que as teorias sejam de nível IV. São urgentes e devem preencher as seguintes características: finalidade e/ou escopo, complexidade, utilidade, valores implícitos, validade, ser geradora de informações, ter terminologia própria.

## Ciência de enfermagem

É a enfermagem uma ciência? Tentaremos aqui responder a esta pergunta que foi, é e será objeto de debates e controvérsias.

> As teorias de nível III relacionam situações; são inibidoras ou produtoras

> As teorias de nível IV são produtoras de situação

> Aconselha-se, em enfermagem, que as teorias sejam de nível IV

Em um retrospecto da história da ciência, deparamo-nos com o seguinte processo evolutivo: a ciência era una, global e geral, porém, à medida que os conhecimentos científicos foram se desenvolvendo e acumulando, houve divisão e subdivisão em novas ciências, que por sua vez se especializaram em outras, criando, dessa maneira, um verdadeiro "caos" científico. Atualmente, com a cibernética e a teoria dos sistemas, há uma tendência unificadora dos conhecimentos científicos em uma Ciência do Universo, englobando leis que regem todos os fenômenos naturais. Apesar dessa tendência à unificação, os ramos de conhecimentos desta ciência única constituem áreas próprias de investigação para determinar seu corpo de conhecimentos organizados e sistematizados, porém ligados por leis gerais à Ciência do Universo.

### O que é o conhecimento científico?

> O conhecimento científico é um conjunto formal ou operacional de proposições

O conhecimento científico consiste em uma representação objetiva, um conjunto formal ou operacional de proposições; é metódico e sistemático.

### O que é ciência?

> Ciência é o conhecimento científico que se organiza em um sistema de proposições empíricas e inter-relacionadas

O conhecimento científico passa a ser ciência quando se organiza em um sistema de proposições demonstradas experimentalmente e que se relacionam entre si.

"É uma apresentação da realidade à inteligência feita mediante sistemas elaborados e propostos pela própria inteligência."

### O que caracteriza uma ciência?

> O objeto da ciência não é o ser; é o ente concreto que se encontra no habitáculo do ser

A indicação clara de seu objeto, sua descrição, explicação e previsão. O objeto do conhecimento científico não é o ser, porque este é por si inobjetivável. O objeto da ciência é o ente concreto que se revela ao homem; por sua vez, todo ente encontra-se no habitáculo do ser. Um único ser pode ter seus entes concretos como objeto de várias disciplinas científicas. O ser humano, estudado pelas ciências hermenêuticas, por si interpretativas, é um exemplo típico. A psicologia, a sociologia, a história, a economia, a administração, a antropologia, a medicina etc., cada uma destas ciências tem seu ente próprio, todas têm um único habitáculo – o ser humano.

## A enfermagem como ciência

Desde seus primórdios, a enfermagem vem acumulando um corpo de conhecimentos e técnicas empíricas e atualmente desenvolve teorias inter-relacionadas que procuram explicar esses fatos à luz do universo natural.

Partindo-se dos conceitos expostos na introdução deste trabalho, a enfermagem pretende alcançar o desvelamento de um ser, o ser humano (indivíduo, família, comunidade). Uma vez que este é, por sua própria definição, inobjetivável, a enfermagem determina seu objeto e os entes que têm como habitáculo este ser. O objeto da enfermagem é assistir o ser humano no atendimento de suas necessidades básicas, sendo estas os entes da enfermagem.

> O objeto da enfermagem é assistir o ser humano no atendimento de suas necessidades básicas

Descrever esses entes, explicá-los, relacioná-los entre si e predizer sobre eles: eis, em síntese, a ciência da enfermagem.

Como ciência cujo foco é o ser humano, a enfermagem classifica-se dentro das ciências hermenêuticas.

A enfermagem constitui-se em uma ciência porque:

- Os fenômenos que estuda são reais e passíveis de experimentação
- As teorias já desenvolvidas exprimem relações necessárias entre os fatos e os atos
- Suas conclusões situam-se na certeza probabilística que explica não apenas as ciências hermenêuticas, como também as empírico-formais e, mesmo, a física, considerada ciência formal ou positiva.

## Bases para uma ciência de enfermagem

Fundamentando-se na teoria das necessidades humanas básicas, que se enquadra no nível IV, prescritiva, ou seja, tem agente, recipiente, término ou fim, processo, estrutura e dinâmica e da qual derivam conceitos, proposições e princípios, propõe-se a sistematização e organização dos seguintes conhecimentos científicos:

> A teoria das necessidades humanas básicas propõe a sistematização dos seguintes conhecimentos científicos: ser, objeto e ente

- O **ser**: o conhecimento do ser humano – indivíduo, família e comunidade dentro de seu ecossistema. Incluem-se aqui a natureza do ser, as leis que o regem no universo, no tempo e no espaço, seu dinamismo e as trocas de energia com o ecossistema
- O **objeto**: o conhecimento das teorias de enfermagem, o processo, a assistência, os cuidados, as síndromes e os níveis de atendimento de enfermagem

- O **ente**: as necessidades humanas básicas classificadas para fins de sistematização nos três níveis de João Mohana:*
  - necessidades psicobiológicas
  - necessidades psicossociais
  - necessidades psicoespirituais.

Cada necessidade será conceituada à luz dos conhecimentos científicos que as determinam, os sinais e sintomas que caracterizam seu não atendimento ou a inadequação dos meios para sua satisfação. Em todas as necessidades estudadas, serão incluídos os fatores que modificam suas manifestações e atendimento, a correlação entre eles, bem como seus níveis de satisfação.

# ■ Teorias de enfermagem**

> **Teorias de enfermagem**
> Homeostática, holística, sinergística, da adaptação, de Imogenes King e de Martha Rogers

Na década de 1960, surgiram as primeiras teorias com objetivo de relacionar fatos e estabelecer as bases de uma ciência de enfermagem.

Algumas delas, como a sinergística, relacionam-se mais com o cuidado de enfermagem do que com a enfermagem em si.

A teoria homeostásica segue a teoria dos sistemas, sendo, portanto, muito limitada.

As teorias de Imogenes King e Martha Rogers não têm denominação específica, por isso são designadas pelos nomes de suas autoras.

Com exceção da teoria da adaptação, que se situa no nível IV, as demais são de nível III.

Será apresentado adiante o resumo das principais teorias de enfermagem desenvolvidas por enfermeiras norte-americanas.

## Teoria homeostática

> **Teoria homeostática**
> O foco é o relacionamento entre enfermagem e homeostasia, concebendo um sistema para o cuidado do paciente

Como ciência, a enfermagem, na busca do correlacionamento de seus conhecimentos, vem desenvolvendo teorias que procuram explicar seus eventos referentes ao universo natural.

Em 1961, Wanda McDowell apresentou o relacionamento entre enfermagem e homeostasia, concebendo, em consequência, um

---

*HORTA, W. A. "Bases of a Nursing Science". *Enf. Novas Dimensões, 1*(3):105-106, 1975.
**Com a colaboração de Brigitta E. P. Castellanos.

sistema para a administração do cuidado ao paciente. Ela aplicou os conceitos de homeostasia e retroalimentação negativa de maneira significativa em toda a área do cuidado ao paciente.

De acordo com esta teoria, o paciente comunica continuamente informações sobre ele e suas condições. O enfermeiro coleta essas informações por meio de sua observação e capacidade de comunicação. Assim, desempenha o papel de um monitor. Contudo, há três níveis de atuação deste monitor, cada um refletindo um grau distinto de complexidade e combinação de papéis.

Uma vez que o enfermeiro tenha informações sobre o seu paciente, pode proceder de diferentes maneiras em relação a estas. Pode simplesmente repassá-las verbalmente ou por escrito. Este seria um exemplo da atuação do enfermeiro em seu primeiro nível, o de monitor.

Contudo, pode ir mais além e comparar a informação que obteve do paciente (ou seja, sua condição atual) com o ideal ou estado ótimo para ele. Assim, procura estabelecer a divergência entre o normal e o patológico. Este segundo exemplo ilustraria o segundo nível de atuação do enfemeiro, no qual ele funcionaria como monitor e comparador do sistema.

Por sua vez, o profissional de enfermagem pode ir adiante e chegar ao terceiro nível de atuação, quando reconhece a discrepância entre o estado atual do paciente e o normal e inicia uma ação para diminuir ou atuar na diferença entre o estado atual e o desejado. Neste caso, assume os papéis não somente de monitor e comparador, mas também de regulador do sistema. Um exemplo para ilustrar os três níveis de atuação da enfermagem propiciará melhor compreensão do exposto.

O enfermeiro verifica a pressão de um paciente e encontra 100 mmHg/60 mmHg. Se atuar no primeiro nível, somente anota na papeleta do paciente e talvez repasse essa informação à enfermeira-chefe ou à supervisora. Contudo, pode verificar que, na admissão, esse paciente tinha pressão correspondente a 150 mmHg/100 mmHg. Recordando seus conhecimentos sobre pressão normal para um paciente com a idade e a condição daquele em estudo, pode verificar e comparar a pressão obtida no momento com a anterior. Reconhece, então, a discrepância entre os dados e comunica a anormalidade ao médico.

---

Com base na teoria homeostática, o paciente comunica continuamente informações sobre ele e suas condições

---

Níveis de atuação do enfermeiro
1º nível: monitor
2º nível: monitor e comparador
3º nível: monitor, comparador e regulador

Dessa maneira, está atuando no segundo nível, em que é não só monitor da informação, mas também comparador de um sistema; se além de simples anotação, também faz com que o paciente permaneça no leito, posiciona suas pernas em nível mais elevado e continua verificando sua pressão a cada 15 min, atuará à altura do terceiro nível, um verdadeiro nível profissional de enfermagem. Funcionará como monitor e, também, como comparador e regulador das condições do paciente.

O mesmo esquema teórico serve para definir o relacionamento da tríade enfermeiro-paciente-médico. Os papéis de monitor-comparador e regulador são intermitentemente executados pelo enfermeiro e pelo médico, mas ambos têm como objetivo a manutenção da homeostasia do paciente. Naturalmente, há limites dentro dos quais o enfermeiro pode executar cada um dos três papéis, em particular o de regulador. Aqui existe maior área de dependência entre enfermagem e medicina: para o médico e o enfermeiro, as responsabilidades da assistência de enfermagem na manutenção da homeostasia têm significados até certo ponto diferentes.

Com referência à homeostasia, estas áreas da prática da enfermagem podem ser apontadas mais claramente. Em geral, há uma leve flutuação nas condições do paciente dentro dos limites normais. Contudo, quando a flutuação vai além desses limites e o corpo não é capaz de se reajustar, alguma medida reguladora deve ser colocada em prática. Se um indivíduo normal situa-se em um certo limite, o enfermeiro pode ser autorizado a tomar essas medidas reguladoras. Se o desvio vai além de determinado nível, o médico deve atuar como regulador ou, ao menos, prescrever o tratamento por meio do qual ele autoriza o enfermeiro a tomar a ação necessária para fazer com que o paciente retome ao estado de homeostasia.

Exemplificando, para o caso de paciente sujeito à condição anormal de dor: dentro de certos limites, a enfermagem pode tomar uma ação independente para reduzir a dor e, assim, dar conforto ao paciente. Contudo, quando a dor é muito intensa e as medidas independentes da enfermagem não a aliviam, a ordem médica deve ser executada para amenizá-la e, dessa maneira, o profissional da enfermagem atuará como regulador da homeostasia do paciente.

---

*Os papéis de monitor-comparador e regulador têm como foco a manutenção da homeostasia do paciente*

*Quando a flutuação nas condições do paciente vai além dos limites normais, é preciso colocar em prática uma medida reguladora*

## Teoria holística

**Teoria holística**
Encara o homem como um "todo" dinâmico, em interação com o ambiente dinâmico

A teoria holística situa o enfermeiro como uma extensão do sistema perceptual do ser humano, quando nele houver uma lesão

Do nascimento à morte, cada indivíduo mantém e defende seu "todo", sua "unidade"

A integridade é obtida pela adaptação do homem aos níveis de resposta ao medo, inflamatória, ao estresse e sensorial

Em 1967, apareceram os primeiros trabalhos de Myra E. Levine, nos quais ela desenvolve a teoria holística de enfermagem. Em linhas gerais, a autora considera o homem um "todo" dinâmico, em constante interação com o ambiente dinâmico. Ela explica os sistemas de resposta do homem ao meio ambiente e considera a enfermagem como conservadora das energias do paciente, pela avaliação daquelas respostas, atuando de modo a alterar o ambiente. Situa o enfermeiro como uma extensão do sistema perceptual do ser humano, quando nele houver uma lesão.

Do momento do nascimento até a morte, cada indivíduo mantém e defende seu "todo", sua "unidade". No passado e no presente, os cientistas, teólogos e filósofos "dividem" o homem; o dualismo corpo-espírito/alma-matéria é de certa maneira "alimentado" por ciências como a anatomia, a fisiologia, a biologia, a psicologia etc., que acabam por desintegrar o homem em partes e não o recompõem em sua unidade básica. Alguns chegam a afirmar que: "o homem é um produto de reduzidas equações físico-químicas"; "o homem é uma máquina".

A doença e a morte são distúrbios desta máquina. A palavra inglesa *health* origina-se do arcaísmo *hal*, que significa "todo". Todas as funções do corpo humano demonstram essa integração. Exemplo: andar. O andar é uma integração de todo o organismo no equilíbrio gravitacional, por meio de sistemas de alavancas, metabolismos etc. Os neurologistas também observam essa unidade. Essa integridade é obtida pela adaptação do homem a quatro níveis de resposta do organismo, fisiologicamente determinadas a fim de possibilitar que ele interaja com os ambientes interno e externo:

- **Resposta ao medo**: é a primeira e a mais primitiva das respostas. É instantânea; corresponde ao preparo do organismo para a luta, seja o inimigo conhecido ou desconhecido. A estimulação do sistema nervoso envolve todo o organismo e, em especial, entra em funcionamento o sistema nervoso simpático

- **Resposta inflamatória**: é uma concentração de energia sistematizada para excluir ou remover um material estranho ao organismo, seja este irritante ou patogênico. É um esforço do organismo para manter sua integridade. Independentemente de ser aguda ou crônica, a resposta inflamatória tem sempre o mesmo objetivo

- **Resposta ao estresse**: é uma resposta a longo prazo. É orgânica, caracteriza-se por alterações e manifesta-se por uma síndrome que consiste em mudanças induzidas não específicas dentro de um sistema biológico. A exposição constante a estados tensionais leva o indivíduo à exaustão de suas energias
- **Resposta sensorial**: o mundo tem significado para o indivíduo a partir de suas experiências. Nós percebemos o mundo pelos sentidos. É por meio deles que os dados chegam ao homem, ao receptor, ao transmissor, ao centro, a uma resposta motora e a um órgão executor. O sistema sensorial não é passivo.* Ele é ativo e faz com que o homem participe do seu ecossistema; altera o ambiente, mas aprende a partir dele e nele busca informações.

Assim, a integridade do homem à qual nos referimos é conseguida por esses mecanismos de resposta, atuando cada um conforme seus processos funcionais próprios. A interação enfermeiro-paciente depende desse conjunto sistemático perceptual nos dois indivíduos. Em cada situação particular de anormalidade (quando hospitalizado, por exemplo), o indivíduo deve ajustar-se ao novo ambiente e, diante de muitas novas experiências, sua capacidade em se ajustar está intimamente relacionada com as informações que recebe. Segundo a teoria holística, a enfermagem sempre se caracterizou por seu objetivo intensamente humanístico.

> Com base na teoria holística, a enfermagem sempre se caracterizou por seu objetivo intensamente humanístico

- Sistema orientador básico: constituído pelos sentidos que nos concedem os elementos da atuação da gravidade e da aceleração
- Sistema auditivo: os sons e de onde vêm
- Sistema háptico (tátil): informações das terminações da pele – dolorimento, frio, calor etc.
- Paladar e olfato: fonte e segurança dos nutrientes
- Sistema visual: possibilita as ligações com os mundos interior e exterior, o equilíbrio etc.

A conceituação teórica holística – o homem é um todo – leva necessariamente à maior humanização, de modo que cada resposta do organismo envolve todos os recursos do indivíduo; o "todo" do indivíduo reflete-se em cada aspecto do ser, na saúde e na doença.

A intervenção de enfermagem é essencialmente conservadora, uma vez que procura manter íntegros os mecanismos de defesa biológica

> A intervenção de enfermagem baseia-se na conservação da energia e das integridades estrutural, pessoal e social do paciente

---

*Segundo Gibson, os sistemas sensoriais devem ser vistos como ativos e, não, passivos.

# Capítulo 1 | Filosofia, Teoria e Ciência de Enfermagem

**Princípios de conservação**
Conservação da energia, da integridade estrutural, da integridade pessoal e da integridade social do indivíduo

fundamentais do indivíduo. Embora o princípio fundamental seja a conservação do todo, há quatro princípios de conservação:

- A intervenção de enfermagem baseia-se na conservação da energia do indivíduo
- A intervenção de enfermagem baseia-se na conservação da integridade estrutural do paciente
- A intervenção de enfermagem baseia-se na conservação da integridade pessoal do paciente
- A intervenção de enfermagem baseia-se na conservação da integridade social do paciente.

A seguir, são elucidados cada um desses princípios:

- A fonte de energia do indivíduo resulta da eficiência dos sistemas que regulam o seu metabolismo e sua resposta às causas da doença. Exemplo: irritabilidade, fraqueza e ansiedade são sintomas tanto das doenças respiratórias como das anemias. A conservação da energia do indivíduo não significa somente limitação da atividade pelo repouso. Os exercícios também são previstos e necessários à manutenção das fontes em conservação de energia
- A cirurgia é uma ruptura terapêutica da integridade estrutural, porém, em cada doença, ela é afetada de maneira particularizada. Auxiliar a cicatrização da ferida é um objetivo da enfermagem. A integridade cutaneomucosa é indispensável para evitar a doença. Todas as medidas de assepsia têm este objetivo, bem como os cuidados para evitar deformidades etc.
- A percepção individual de si mesmo é afetada pela doença: a liberdade, a independência, a privacidade, a autoestima. Quando o enfermeiro faz o paciente participar do seu plano de cuidados, ela está obedecendo a este princípio
- Cada indivíduo é definido por seu grupo social, cultural, étnico, religioso, familiar. O significado de doença, tratamento e comportamento durante a doença é influenciado por fatores culturais. O hospital em si é um sistema social. Manter a personalidade social do paciente é problema de ação básica de enfermagem.

## Teoria de Imogenes King

**Teoria de Imogenes King**
Corresponde a uma estrutura conceitual de enfermagem cujo foco é o homem, o dinamismo do organismo humano

Em 1968, Imogenes King apresentou os conceitos básicos desta teoria que ela desenvolveu em 1971, "Toward a Theory for Nursing General Concepts of Human Behavior". Neste livro, King desenvolve uma série de conceitos para o desenvolvimento de uma teoria de enfermagem, os quais serão apresentados a seguir.

Corresponde a uma estrutura conceitual de enfermagem fundamentada nos conceitos gerais do comportamento humano. O foco central da estrutura desta teoria é o homem, o dinamismo do organismo humano, cujas percepções seletivas de objetos, pessoas e acontecimentos influenciam seu comportamento, sua interação social e suas condições de saúde. Os enfermeiros, como indivíduos, são uma parte integrante desta estrutura. Como profissionais, os enfermeiros têm papéis a desempenhar em cada estágio do crescimento e desenvolvimento dos seres humanos a fim de ajudá-los a lidar com a saúde e a doença. A abordagem foi orientada pela convicção de que, embora toda teoria esteja implícita na prática, a enfermagem ainda não é uma ciência. Uma ideia particular da autora é tentar apontar quais fatores permaneceram realmente, tanto no passado como no presente, como parte da enfermagem.

> *Os enfermeiros têm papéis a desempenhar em cada estágio do desenvolvimento dos seres humanos*

Quatro palavras-símbolos – sistemas sociais, saúde, percepção e relações interpessoais – foram selecionadas, e alguns conceitos foram desenvolvidos a partir delas.

> *Palavras-símbolos da teoria de Imogenes King: sistemas sociais, saúde, percepção e relações interpessoais*

Os conceitos nos apontam o que observar e auxiliam os profissionais da enfermagem na focalização e seleção dos aspectos da realidade. A série de conceitos apresentados pela autora possibilita a descrição de situações de enfermagem e processos de comportamento. O arcabouço conceitual de referência foi formulado para atingir diversos propósitos. O primeiro é uma maneira de pensar sobre o mundo real da enfermagem. O segundo sugere uma abordagem para selecionar conceitos percebidos como fundamentais para a prática de enfermagem. E o terceiro mostra como um processo para desenvolver conceitos simboliza experiências dentro das situações de enfermagem nos ambientes físico, psicológico e social.

As proposições são:

- A enfermagem é um comportamento observável, encontrado nos sistemas de cuidado da saúde presentes na sociedade.

> *A enfermagem é um comportamento observável, encontrado nos sistemas de cuidado da saúde presentes na sociedade*

Os sistemas de cuidado da saúde são sistemas sociais organizados para atender ou manter a saúde dos pacientes ou restaurá-la, ao longo de sua vida e, mesmo, no óbito. O processo de enfermagem é observável como na Figura 1.1.

Os enfermeiros inferem o processo mental de percepção, julgamento e ação da reação (verbal e não verbal) do enfermeiro-paciente, um para com o outro e para com o ambiente.

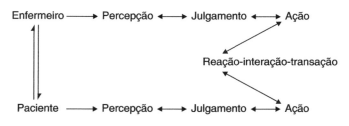

Figura 1.1 Processo de enfermagem.

As interações e transações são observáveis desde que as transações resultem de uma descrição de padrões de interação.

- A enfermagem é um processo de ação, reação, interação e transação entre indivíduos e grupos em um sistema social para alcançar objetivos de saúde ou ajustamento aos problemas de saúde. A percepção é um conceito fundamental neste processo.

Percepção = função (enfermeiro ↔ paciente)

Percepção = função (enfermeiro ↔ paciente, paciente ↔ médico)

Percepção é a função das interações enfermeiro-paciente, bem como das interações enfermeiro-paciente-médico

- A função específica da enfermagem é assistir os indivíduos com problemas de saúde ou ajustá-los nas interferências em seus estados de saúde.

A função específica de enfermagem é tomar decisões e implementá-las pela intervenção de enfermagem.

Saúde = função (enfermeiro ↔ paciente ↔ médico)

Saúde é a função do enfermeiro e outras interações.

- O enfermeiro trabalha com indivíduos ou grupos correlacionados, e não com indivíduos isolados.

O enfermeiro ajuda os indivíduos a lidarem com seu estado de saúde e eventuais alterações quando eles próprios não podem fazê-lo. A necessidade de ajuda pode surgir em alguma época particular no ciclo de vida do indivíduo, desde a concepção, incluindo a velhice, até a morte.

Quando o enfermeiro é solicitado a auxiliar uma pessoa a atender às suas necessidades básicas, ocorre um processo de interação.

A comunicação verbal e não verbal é um fator essencial no estabelecimento das relações interpessoais. Inicialmente o relacionamento pode ser bilateral. Como as necessidades do paciente são abordadas, diversos indivíduos podem entrar neste relacionamento, tais como o médico, a família, profissionais ou pessoas não profissionais.

Assim, um grupo heterogêneo, denominado equipe de saúde, perfaz algumas funções que são distintas para cada grupo. Algumas funções muito similares, como educação em saúde, podem ser delegadas. O enfermeiro representa um elemento constante no ambiente imediato do paciente e exerce controle significativo no processo de decisão relacionado com o plano de cuidados. Isso requer uma sensibilidade de consciência por parte do enfermeiro acerca de fatores situacionais, tais como desvios dos comportamentos fisiológico e social, que podem favorecer ou impedir a efetividade do cuidado. Por esse motivo, as percepções do enfermeiro, do paciente, do médico e de outros profissionais são elementos críticos em uma situação de enfermagem.

> As percepções do enfermeiro, do paciente e do médico são cruciais em uma situação de enfermagem

As percepções seletivas de ambos – enfermeiro e paciente –, que resultam em ações, reações e interações, são influenciadas pelas variáveis situacionais.

Algumas dessas variáveis incluem necessidades, objetivos, expectativas, fontes internas e externas e valores sociais da interação individual. Por isso, é essencial alguma compreensão acerca do sistema social no qual o indivíduo se situa, se o objetivo a alcançar – um estado de saúde desejável ou adequado – for processado para indivíduos ou grupos de indivíduos.

Além disso, as organizações sociais nas quais os enfermeiros trabalham influenciam os meios usados para alcançar seus objetivos. Existem forças interagindo no ciclo vital do homem nos níveis de indivíduos, grupos e sociedade. Os processos internos e externos ao organismo humano que ocorrem no ciclo vital mostram o inter-relacionamento de conceitos que vão constituir todo o arcabouço estrutural do conjunto. Em termos genéricos, um indivíduo nasce na primeira instituição social – a família.

> Em termos genéricos, o indivíduo nasce na primeira instituição social: a família

A família inicia o processo de socialização atendendo às necessidades dependentes de uma criança. A comunicação e os padrões de interação social são desenvolvidos neste sistema social. O meio perceptual da criança é "bombardeado" por acontecimentos, pessoas e objetos. Quando uma criança cresce, ela começa a diferenciar pessoas e objetos e aprende a estabelecer relações em seu ambiente social. Seu nível de conhecimento desenvolve-se, bem como suas experiências perceptuais também aumentam. A criança é considerada normal caso seu desenvolvimento esteja de acordo com os padrões de crescimento e comportamento concebidos com base no que é considerado relativamente normal para o indivíduo na sociedade. Um conceito de saúde inclui um processo de crescimento e desenvolvimento, crises ou interferências, tais como a doença, que podem aparecer em qualquer fase do ciclo vital.

A enfermagem, como uma profissão de auxílio, constitui ação orientada em virtude de seu processo essencialmente interpessoal em determinar as atividades executadas pelos enfermeiros e pacientes. As ações, para serem efetivas, implicam conhecimento e habilidade que são aplicados a cada situação de enfermagem.

> A enfermagem constitui ação orientada em virtude do processo interpessoal pelo qual determina as atividades dos enfermeiros e pacientes

## Teoria sinergística

Dagmar E. Brodt apresentou sua teoria sinergística de enfermagem em um trabalho publicado em 1969. Segundo a autora, a confortante combinação de conhecimentos e habilidades que protegem um paciente de sua fraqueza e mobilizam suas forças para a recuperação são os resultados das ações sinergísticas da enfermagem. Ela chegou a esta conclusão após anos de pesquisa, estudo e investigações da literatura e discussão com grupos profissionais. O que a ajudou a descobrir a resposta para o que significava enfermagem foi principalmente o cuidado prestado a uma paciente portadora de tumor inoperável de ovário. Em sua teoria, ela determinou seis dimensões da ação de enfermagem:

> **Teoria sinergística**
> Os conhecimentos que protegem o paciente de sua fraqueza e mobilizam forças para recuperá-lo resultam das ações sinergísticas de enfermagem

- Preservação das defesas do corpo
- Prevenção de complicações
- Reestabelecimento do relacionamento do paciente com o mundo exterior
- Detecção de mudanças no sistema regulador do organismo
- Implementação da terapêutica prescrita pelo médico e outras atividades do diagnóstico
- Provisão de conforto.

A inter-relação dessas dimensões de enfermagem tem eficiência sinérgica exatamente como no sinergismo farmacológico.

A ação de dois fármacos em combinação é diferente quando a ação de cada um é administrada independentemente; assim, essa teoria considera os cuidados de enfermagem. Um cuidado ou ação de enfermagem, em qualquer uma de suas amplas dimensões, tem efeito restrito quando aplicado isoladamente, ao passo que, aplicando-se simultaneamente vários deles, seu alcance pode ser muito maior. Por exemplo: administrar líquidos com frequência para evitar náuseas e desidratação, concomitantemente à manutenção de um ambiente adequado para repouso, e diminuir a apreensão mediante a presença do enfermeiro são eficientes no cuidado direcionado a determinado problema. Entretanto, se somente forem administrados líquidos, o cuidado será ineficiente, porque o paciente continuará com náuseas e não poderá descansar. Se forem administrados os líquidos sem aliviar a tensão a que o paciente está sujeito, a própria tensão presente será fator de aumento de náuseas e, consequentemente, de desidratação.

Os exemplos de sinergismo das ações de enfermagem são numerosos, assim como as maneiras várias e complexas de ação prática da enfermagem nas relações enfermeiro-paciente.

> Os exemplos de sinergismo das ações de enfermagem nas relações enfermeiro-paciente são inúmeros

> A complexidade da prática de enfermagem é maior quando elementos do ciclo do processo de enfermagem superpõem-se ao resultado sinergístico da ação de enfermagem

Connant descreveu a complexidade da prática da enfermagem e o conhecimento que requer para sua execução. Essa complexidade é ainda maior quando elementos do ciclo do processo de enfermagem estão superpostos ao resultado sinergístico da ação de enfermagem. Esses elementos do ciclo do processo de enfermagem podem ser descritos como:

- Avaliação das respostas do paciente à sua doença em termos de conhecimento científico de todos os campos relevantes da ciência
- Planejamento de métodos dinâmicos de ação para atender a essas respostas. Incluem-se aqui ações autônomas de enfermagem, bem como ações prescritas pelo médico
- Implementação de planos dinâmicos inter-relacionados e simultâneos. Incluem-se aqui levantamento das respostas dos pacientes às ações prévias de enfermagem
- Continuidade do processo visando ao bem-estar do paciente e a um ciclo para a sua recuperação.

A primeira dimensão do cuidado de enfermagem abrange a responsabilidade de manter a integridade da pele, bem como a nutrição, hidratação, eliminação e oxigenação (mudar o decúbito, alimentar, administrar líquidos). A segunda corresponde a dimensão e manutenção, por exemplo, da mecânica corporal ideal, mobilidade

## Capítulo 1 | Filosofia, Teoria e Ciência de Enfermagem

etc.; a terceira abrange a atitude mental, a observação do conteúdo de sua comunicação, o grau de dependência e aparência pessoal; a quarta, a verificação dos sinais vitais e de todos os sinais e sintomas apresentados pelo paciente; a quinta, a aplicação de medicamentos e tratamentos prescritos pelo médico; a sexta, procedimentos por empatia e condução do paciente à recuperação. De certa maneira, o que for designado como sexta dimensão também está implícito em todas as demais.

> Na teoria sinergística, a aplicação do processo – análise, plano e intervenção – propicia autonomia em relação ao bem-estar do paciente

Esta teoria permite tratar o paciente como pessoa que ele é. A aplicação do processo – análise, plano e intervenção – propicia autonomia em relação ao bem-estar do paciente. Chega-se, desse modo, a uma filosofia de prática de enfermagem, ou seja, de ensino, e somos levados a diferenciar a enfermagem das outras profissões de saúde e, também, o enfermeiro dos outros elementos da equipe de enfermagem, de âmbito não profissional.

## Teoria da adaptação

> **Teoria da adaptação**
> A enfermagem promove a adaptação do homem agindo no *continuum* saúde-doença

A teoria da adaptação foi publicada em 1970 por Sister Callista Roy, mas tem sido utilizada por várias enfermeiras, principalmente Murphy. Em 1962, foi publicado um artigo no *Canadian Nurse*, da autoria de Martin e Prange, com título "Abordagem humana: uma abordagem conceitual na compreensão dos pacientes". Os autores apresentaram este trabalho durante o Curso de Projetos na Escola de Enfermagem da Universidade da Carolina do Norte; em 1963, Peplau também publicou trabalho intitulado "Relações interpessoais e o processo de adaptação", no qual procurava aplicar alguns princípios de adaptação no relacionamento enfermeiro-paciente.

> Na teoria da adaptação, o homem é o recipiente do cuidado de enfermagem

Em 1970, com Roy, surgiu como uma teoria, em caráter de estrutura para uma ciência de enfermagem. Esta teoria tem por fundamento: o homem é o recipiente do cuidado de enfermagem; do nascimento à morte, ele passa por um *continuum* saúde-doença e interage com o ambiente em mudança contínua, o que exige adaptação permanente. A enfermagem apoia e promove a adaptação do homem mediante ação no *continuum* saúde-doença.

Toda a profissão exige estrutura, pressupostos e conceitos. A autora questiona os seguintes pontos:

- Há um esquema conceitual para unificar o homem biológico, psicológico e social?

- Até que ponto, no sentido técnico, são os indivíduos verdadeiramente indivíduos para permitir facilidades no cuidado de enfermagem?
- Como podem ser compreendidas e significativas para todos as informações obtidas sobre um paciente?

Segundo a autora, a adaptação responde a essas perguntas. A adaptação compreende todas as formas conscientes e inconscientes de ajustamento às condições do ambiente (passado, presente e futuro) com que o homem se confronta. O ambiente consiste no que é interno e externo ao homem: não são entidades em conflito, mas constituem um processo único, unificado, embora nem sempre harmônico.

Em seu ciclo vital, o homem atravessa uma série de situações críticas que começam com o nascimento, o ingresso na escola, a puberdade, o trabalho, o casamento, a paternidade, o processo de involução ou velhice, a aposentadoria e, por fim, a morte.

Aplicando a teoria de Helson, as respostas dos indivíduos são resultantes do estímulo que o indivíduo confronta de imediato. Os estímulos são de três tipos:

- Estímulo focal
- Estímulo contextual
- Estímulo residual.

A enfermagem leva o indivíduo a se adaptar de duas maneiras: por reconhecimento e análise (reconhecimento da posição no seu *continuum* e avaliação de suas potencialidades).

Intervenção significa ação no sentido de mudança de resposta potencial dos indivíduos ao estímulo focal, ao estímulo contextual ou ao estímulo residual. Exemplo: quando um estímulo provocador é dor, o enfermeiro pode reduzir a intensidade do estímulo, que é um estímulo focal, mediante administração de um analgésico, facilitando a adaptação.

Quando o estímulo provocador é um tratamento doloroso e indesejável, o enfermeiro pode facilitar o nível de adaptação do paciente pela mudança do estímulo contextual, ou seja, da situação, fornecendo-lhe instruções ou informações e encorajando-o a participar do tratamento de algum modo.

Quando o estímulo provocador é o repouso por longo período, o enfermeiro pode facilitar o nível de adaptação pela mudança do

---

A adaptação compreende as formas conscientes e inconscientes de ajustamento às condições do ambiente com que o homem se confronta

A enfermagem leva o indivíduo a se adaptar de duas maneiras: por reconhecimento e análise

Intervenção é ação no sentido de mudar a resposta potencial dos indivíduos aos estímulos focal, contextual ou residual

estímulo residual, ou seja, os fatores de atitude, providenciando, por exemplo, que o paciente tenha oportunidade de se tornar independente de alguma maneira. Esses métodos de intervenção correspondem a vários tipos de atividades sugeridas por diferentes enfermeiros.

De acordo com Henderson, o estímulo focal muitas vezes se relaciona com as necessidades básicas. Florence Nightingale enfatizou que o estímulo contextual está relacionado com o ambiente. E Peplau acredita que o estímulo residual envolve as funções de cada indivíduo. Em suma, o estímulo residual provavelmente inclui os padrões do paciente e seus mecanismos para enfrentar situações novas. Qualquer modelo conceitual para a enfermagem será útil desde que seja capaz de conceder uma base científica, um corpo de conhecimentos para a educação e uma área de prática. O modelo de adaptação oferece à enfermagem possibilidade de desenvolver essas áreas.

## Teoria de Martha Rogers*

> **Teoria de Martha Rogers**
> Tem como ente o homem como um todo (biológico, psicológico, sociocultural e espiritual)

É uma teoria de nível III, dedutiva (parte do geral para o particular), substantiva (usa modelos de abrangência universal) e preditiva (descreve, especifica e prediz o fenômeno). Utiliza a linguagem geral, científica e simbólica.

A intenção da autora é proporcionar bases para uma extensiva reflexão crítica e para posterior elaboração de um sistema conceitual científico de enfermagem. A preparação da obra foi motivada por uma convicção profunda da necessidade de uma crítica da prática da enfermagem e de esta fundamentar-se em conhecimentos efetivos para prover cuidados de enfermagem seguros.

Apresenta conceitos sobre o homem e acerca da enfermagem como ciência e como prática. Sugere também áreas para pesquisa.

> A teoria de Martha Rogers apresenta postulados para fundamentar o sistema teórico (conceitual) de enfermagem

Apresenta postulados para fundamentar o sistema teórico (conceitual) de enfermagem e princípios unificantes de enfermagem para descrever a natureza da vida.

Aborda o desenvolvimento de um esboço para um sistema abstrato de enfermagem. Frisa a necessidade de se testar o modelo conceitual para que este se torne um modelo operacional.

---

*Colaboração de Brigitta E. P. Castellanos.

O ente de sua teoria é o homem como um todo (biológico, psicológico, sociocultural e espiritual) na completa área eletrodinâmica. Tem como principais valores e instrumentos a imaginação e a criatividade. Mostra os fatos e observações transcendentes, abstratos, em uma análise evolutiva dos problemas e dos conhecimentos. Não apresenta procedimentos nem processo de enfermagem.

## *Conceitos utilizados*

### Enfermagem

É uma ciência e uma arte. A ciência da enfermagem deseja proporcionar um corpo de conhecimentos abstratos, resultantes de pesquisas científicas e análises lógicas, bem como ser capaz de transferi-los para a prática. O uso criativo e imaginativo do conhecimento para a melhoria do homem encontra expressão na arte da enfermagem.

É uma ciência empírica, cujos propósitos são descrever e explicar o fenômeno central de seu interesse – homem, indivíduo ou grupo – e predizer a seu respeito; descrição, explanação e predição são os precursores da intervenção fundamentada em conhecimentos.

Cabe à enfermagem desenvolver atividades para a manutenção e promoção da saúde, bem como para a prevenção de doenças, sendo de sua responsabilidade o diagnóstico e a intervenção de enfermagem. O objetivo é assistir as pessoas para que atinjam seu potencial máximo de saúde.

Os princípios para guiar a prática emergem do sistema conceitual, cujo fenômeno é o processo vital. A prática da enfermagem procura promover a interação sincrônica entre o homem e o ambiente, fortalecer a coerência e a integridade do corpo humano, bem como dirigir e redigir a padronização dos campos humanos e ambientais para a realização máxima do potencial de saúde. Saúde e doença estão submersos na totalidade sinergética do homem; desvios ao longo do eixo vital resultam da complementação sincrônica entre homem e ambiente.

A prática é criativa e imaginativa. Está fundamentada em conhecimentos abstratos, no julgamento intelectual e na compaixão humana.

Os objetivos da enfermagem tomam e adicionam dimensões na medida em que conhecimentos teóricos proporcionam direções à prática. A enfermagem está direcionando-se para uma nova era: a do preenchimento das necessidades humanas.

---

*A ciência da enfermagem é empírica e descreve o fenômeno central de seu interesse: homem, indivíduo ou grupo*

*Cabe à enfermagem desenvolver atividades para a manutenção e promoção da saúde*

*A enfermagem está direcionando-se para uma nova era: a do preenchimento das necessidades humanas*

### Enfermeiro

O enfermeiro é um agente de mudanças: por meio das atividades da enfermagem, visa encontrar relações entre o homem e o ambiente, no processo vital. Busca incorporar novos conhecimentos e processo instrucional para encontrar uma maneira de ação. O enfermeiro de amanhã será diferente do de hoje, assim como o de hoje difere daquele do passado.

Os novos horizontes da enfermagem exigem do profissional responsabilidade de elaboração das bases científicas desta ciência em desenvolvimento. O enfermeiro deve estar motivado para acompanhar os conhecimentos e aplicá-los, bem como para realizar investigações e pesquisas.

### *Conteúdo da obra*

A autora inicia sua obra comentando que:

> "[...] a enfermagem é uma magnífica epopeia de serviços à humanidade. Ao longo de sua evolução, desde seus primórdios até o presente, a *promoção da humanidade* foi o seu objetivo central e sempre presente; muitas vezes os instrumentos foram inadequados e os passos vacilantes, mas esforços para ajudar o homem (ou grupos) na luta pela sobrevivência sempre persistiram."

Salienta que o interesse da enfermagem pelo indivíduo (ou grupos) é maior atualmente do que jamais foi, porque o conhecimento traz consigo crescente capacidade para um serviço significativo. Aponta, também, que as potencialidades da enfermagem para contribuir para a saúde e o bem-estar humanos tomaram uma nova dimensão com o surgimento de um profissional que dispõe de conhecimentos científicos indispensáveis à segurança dos serviços prestados. Comenta, ainda, que não mais a experiência poderá ser equacionada com a aprendizagem:

> "Educação técnica e vocacional são produtos frágeis perigosamente aplicados sem uma liderança de conhecimentos. Habilidades intelectuais na utilização do corpo de conhecimentos da enfermagem consistem em um fator determinante na prática profissional."

O conteúdo de seu livro está organizado em três unidades, as quais são apresentadas adiante.

---

O enfermeiro é um agente de mudanças que visa encontrar relações entre homem e ambiente, no processo vital

Os novos rumos da enfermagem exigem do profissional responsabilidade de elaboração das bases científicas desta ciência

As potencialidades da enfermagem tomaram nova dimensão com o surgimento de um profissional que dispõe de conhecimentos seguros e efetivos

### Unidade I – Primórdios da enfermagem moderna

São abordados a história da evolução do homem ao longo dos tempos, até o século XX, bem como a origem e o desenvolvimento da cultura humana e o aparecimento da ciência moderna, proporcionando pontos de referência para análise de opiniões contemporâneas e teorias sobre o ser humano. A autora conclui, a partir de todos esses estudos, que o homem é um fenômeno unificado, sujeito às leis naturais e caracterizado por um completo campo eletrodinâmico; os princípios descritivos, explanatórios e preditivos que orientam a prática profissional estão arraigados no conceito fundamental de *unidade da vida*.

### Unidade 2 – Fenômeno homem: objeto da enfermagem

A autora identifica e discute características gerais do homem, que são básicas para o desenvolvimento e compreensão de princípios unificantes de enfermagem. Apresenta cinco postulados cujo propósito é fundamentar o sistema conceitual da enfermagem.

#### Homem: um todo unificado

A autora comenta que apenas recentemente está havendo empenho em aceitar que o homem não pode ser explicado por leis que governam segmentos de seu "ser" e que esta unidade é "central e indispensável" no modelo conceitual de enfermagem, pois, somente quando ela é percebida, o estudo começa a produzir conceitos e teorias significantes.

> O homem como um "todo unificado" é elemento indispensável ao modelo conceitual de enfermagem

*1º postulado:* "O homem é um todo unificado, apresentando sua própria integridade e manifestando características que são mais do que diferentes da soma de suas partes."

#### Homem: um sistema aberto

A autora analisa criteriosamente os conceitos de "homeostase", "autorregulação", "homeocinese" e "interação", concluindo que é necessário cautela ao utilizá-los, para que não sejam erroneamente empregados. Aponta, também, que o termo "negentropia", introduzido por Bertalanffy para significar uma crescente ordenação, complexidade e heterogeneidade, tem sido utilizado para caracterizar os seres vivos, em contraposição à "entropia", ou seja, tendência à homogeneidade.

A partir de suas discussões conclui-se que o homem deve ser entendido como um sistema aberto, caracterizado pelo constante intercâmbio de material e energia com seu ambiente, característica esta que pressagia a criatividade da vida, pois é nesta mudança mútua que a evolução se processa.

*2º postulado*: "Homem e ambiente trocam continuamente matéria e energia."

### Unidirecionalidade da vida

O processo vital está confinado às três dimensões do espaço e à sua posterior dimensão do tempo. Em qualquer ponto do tempo, o homem é uma expressão da totalidade de eventos presentes neste ponto do tempo – a capacidade da vida de transcender a si mesmo para novas formas surgirem, para novos níveis de complexidade se desenvolverem, predetermina um futuro não predizível. Surge, então, a questão: "a vida tem ou não um objetivo"? O atual reconhecimento da negentropia e da unidirecionalidade da vida, em ligação com a teoria da probabilidade, sugere que, embora o objetivo final possa não ser conhecido, existe probabilidade de haver propósito na vida.

A recombinação de genes tem tido mais relevância na evolução da vida do que a mutação genética; os modernos meios de transporte e de comunicação levam a maior mobilidade de população e quebra de barreiras anteriormente construídas por barreiras culturais. Já existem evidências suficientes da evolução perceptual do homem, e os tradicionais cinco sentidos vêm sendo suplementados com uma nova dimensão: resultados de investigações sobre o fenômeno da criatividade e da percepção extrassensorial.

*3º postulado*: "O processo da vida evolui irreversível e unidirecionalmente ao longo do *continuum* tempo-espaço."

### Padrões de vida e organização

Padrões de vida e organização tornaram-se conceitos básicos para a maior compreensão do crescimento e comportamento humanos; eles estão implícitos nos sistemas de *feedback* e na teoria da comunicação. Devem ser analisados e compreendidos dentro do processo vital, um sistema aberto e dinâmico que evolui em direção à maior complexidade, ou seja, às qualidades unidimensionais e negentrópicas da vida; são conceitos unificadores (antídoto do caos) que refletem a característica inovadora do homem. Não apenas indivíduos são identificados pela unidade de seus padrões, como também a percepção da natureza dos padrões reflete-se em

*Homem e ambiente trocam continuamente matéria e energia*

*O processo da vida evolui irreversível e unidirecionalmente ao longo do continuum tempo-espaço*

expressões verbais como "Maria está triste! Como sei? Ora, olhando para ela!", que expressam a unidade de percepção.

*4º postulado*: "Padrões e organização identificam o homem e refletem sua unidade inovadora."

*5º postulado*: "O homem: perceptível, ser pensante."

O que diferencia o homem dos outros sistemas vivos é sua capacidade de perceber relações entre eventos e de hipotetizar novas relações. Sentimentos e pensamentos são inerentes ao processo vital. A capacidade do homem de experimentar a si e ao seu mundo identifica sua humanidade. As artes e as ciências, a filosofia e a religião atestam o potencial evolucionário do homem com transcendência em seu ser atual.

*6º postulado*: "O homem é caracterizado pela capacidade de abstração e imaginação, linguagem e pensamento, sensação e emoção."

### Unidade 3 – Sistema conceitual de enfermagem

Partindo-se da premissa de que a enfermagem existe para assistir pessoas, a autora defende seu ponto de vista de que a extensão em que os enfermeiros terão sucesso na contribuição à saúde e ao bem-estar dos seres humanos é dependente da natureza e da validade do corpo de conhecimentos teóricos que fundamentam a prática. Opina que um corpo de conhecimentos científicos requer que haja conceitos claros e precisos a partir dos quais teorias possam se desenvolver e que estas possam ser testadas e retestadas contra a realidade para se determinar sua validade e realidade. Comenta que, apesar da natureza probabilística dos achados científicos e da margem de erro, *predição* continua a ser um instrumento primário na determinação da *intervenção* de enfermagem, dirigida para se conseguir o fortalecimento da integridade da relação homem-ambiente e para direcionar a luta do homem em busca de novos níveis de bem-estar.

A intervenção é dirigida ao intercâmbio entre o homem e o ambiente para o preenchimento mais efetivo de sua capacidade vital, que envolve a humanidade do homem, sua capacidade de criar, sentir e raciocinar, bem como a potencialidade sinfônica de sua estrutura e funcionamento tangível.

A autora apresenta um modelo conceitual da enfermagem, cujo fenômeno central é o processo vital e do qual emergem princípios para guiar a prática.

---

*Padrões e organização identificam o homem e refletem sua unidade inovadora*

*A capacidade do homem de experimentar a si e ao seu mundo identifica sua humanidade*

*Predição continua a ser um instrumento primário na determinação da intervenção de enfermagem*

*A intervenção dirige-se ao intercâmbio homem-ambiente para o preenchimento mais efetivo de sua capacidade vital*

*Modelo conceitual*

"O processo vital é uma expressão da evolução rítmica do campo humano ao longo do eixo longitudinal espiralado contido na matriz quadridimensional espaço-tempo e continuamente moldado pelo ambiente. O campo humano está continuamente adicionando novas dimensões de crescente complexidade, evidenciada nas qualidades negentrópicas. A criatividade emerge da interação homem-ambiente ao longo do *continuum* da vida. Mudanças nos campos humanos e ambientais são holísticas por natureza, sendo o comportamento humano sinergístico, não podendo ser dicotomizado como objetivo ou subjetivo, interno ou externo, mental ou físico."

Esse modelo conceitual representa a matriz de ideias que, em sua totalidade, simbolizam o homem. É um quadro de referência para encontrar relações entre eventos, perceber e interpretar dados de diagnóstico de enfermagem. À medida que relações entre fenômenos são verificadas, compreendidas e situadas no sistema conceitual, aumenta a precisão das predições e a prática toma uma nova dimensão de segurança. Este modelo tem igual relevância para o indivíduo sadio ou doente.

> O modelo conceitual é a matriz de ideias que, em sua totalidade, simbolizam o homem

Os princípios que emergem do modelo conceitual são apresentados a seguir:

- **Princípio de reciprocidade**: fundamenta-se no primeiro e segundo postulados. Proporciona base para uma explicação da criatividade da vida e fornece uma aproximação conceitual para compreender o fenômeno saúde-doença. Postula a inseparabilidade do homem e do ambiente e prediz que mudanças sequenciais no processo vital são contínuas, ocorrendo revisões probabilísticas da interação entre eles.

> Os quatro princípios constituintes do modelo conceitual são: de reciprocidade, de sincronia, de helicidade, de ressonância

*Reciprocidade* é função da mútua interação entre o campo humano e o ambiental

> Reciprocidade é função da mútua interação entre os campos humano e ambiental

- **Princípio de sincronia**: fundamenta-se no primeiro, segundo, terceiro e quarto postulados. Proporciona bases para justificar a afirmativa de que "em cada ponto do espaço-tempo, o homem é o que ele se tornou, mas não é o que era". Prediz que mudanças serão determinadas pela simultânea interação do estado atual do campo humano e do campo ambiental.

*Sincronia* é função do estado do campo humano em um ponto específico no tempo-espaço, interagindo com o campo ambiental no mesmo ponto específico no tempo-espaço

> Sincronia é função do estado do campo humano em um ponto específico no tempo-espaço, interagindo com o campo ambiental neste mesmo ponto

- **Princípio de helicidade**: fundamenta-se no primeiro, segundo, terceiro e quarto postulados. Assimila os princípios de reciprocidade e de sincronia. Postula posteriores dimensões explanatórias e predizíveis do sistema teórico de enfermagem. A ida do homem ao espaço e o surgimento de percepções extrassensoriais comprovadas no campo científico são consideradas expressões lógicas deste princípio.

*Helicidade* é função de contínuas mudanças inovadoras decorrentes de mútuas interações homem-ambiente ao longo de um eixo longitudinal espiralado contido no espaço-tempo

- **Princípio de ressonância**: fundamenta-se no primeiro, segundo, terceiro e quarto postulados. Postula que o processo vital é "uma sinfonia de vibrações rítmicas oscilando em várias frequências". O homem experimenta seu ambiente como uma onda ressonante de complexa simetria, unindo-o com o resto do mundo. O processo vital pode ser semelhante a cadências, sempre mudando em uma orquestração universal de padrões de ondas dinâmicas (harmônica, cacofônica, dissonante, subindo, caindo, rápida, lenta); uma série de ondas caracteriza o universo, todas correndo em padrões rítmicos (luminosa, sonora, técnica, atômica, gravitacional). A padronização do campo humano é um fenômeno de *ressonância*, envolvendo o homem em sua totalidade e unidade.

> Helicidade é função de contínuas mudanças decorrentes das interações homem-ambiente ao longo do espaço-tempo

> A padronização do campo humano é um fenômeno de ressonância, ou seja, envolve o homem em sua totalidade e unidade

## Teoria das necessidades humanas básicas

A dicotomia de rumos com que se defronta a enfermagem – desenvolver-se como ciência própria ou tornar-se a profissão de assistente-médico – leva seus profissionais a se dividirem, indecisos, entre as duas correntes. Essa situação incômoda, de transição, é sentida em toda a literatura publicada nesta década.

Acreditamos ser a enfermagem uma ciência aplicada, transitando da fase empírica para a científica, desenvolvendo suas teorias, sistematizando seus conhecimentos, pesquisando e tornando-se dia a dia uma ciência independente.

> **Teoria das necessidades humanas básicas**
> Aponta ser a enfermagem uma ciência aplicada, transitando da fase empírica para a científica

Ao longo de 30 anos de vida profissional, temos acumulado observações, estudado e refletido; enfim, temos "vivido" a enfermagem. Isso nos levou a procurar desenvolver uma teoria que pudesse explicar a natureza da enfermagem, bem como definir seu campo de ação específico e sua metodologia científica.

A teoria põe em foco e engloba leis gerais que regem os fenômenos universais, sejam estas, por exemplo, a lei do equilíbrio (homeostase ou homeodinâmica): todo o universo mantém-se por processos de equilíbrio dinâmico entre os seus seres; a lei da adaptação: todos os seres do universo interagem com seu meio externo buscando formas de ajustamento para se manterem em equilíbrio; lei do holismo: o universo é um todo, o ser humano é um todo, a célula é um todo; esse todo não é mera soma das partes constituintes de cada ser.

Nossa teoria de enfermagem foi desenvolvida a partir da teoria da motivação humana, de Maslow, que se fundamenta nas necessidades humanas básicas. É o que vamos expor a seguir.

> *A teoria da motivação humana baseia-se nas necessidades humanas básicas*

## Enfermagem como serviço prestado ao ser humano*

- O ser humano é parte integrante do universo dinâmico, e como tal sujeito a todas as leis que o regem, no tempo e no espaço
- O ser humano está em constante interação com o universo, dando e recebendo energia
- A dinâmica do universo provoca mudanças que o levam a estados de equilíbrio e desequilíbrio no tempo e no espaço.

Resultam, pois, as seguintes proposições:

1. O ser humano como parte integrante do universo está sujeito a estados de equilíbrio e desequilíbrio no tempo e no espaço
   - O ser humano distingue-se dos demais seres do universo por sua capacidade de reflexão, por ser dotado do poder de imaginação e simbolização e poder agregar presente, passado e futuro
   - Essas características do ser humano permitem sua unicidade, autenticidade e individualidade
   - O ser humano, por suas características, é também agente de mudanças no universo dinâmico, no tempo e no espaço.

> *Como parte integrante do universo dinâmico, o ser humano está sujeito a estados de equilíbrio e desequilíbrio no tempo-espaço*

Consequentemente:

2. O ser humano, como agente de mudança, é também a causa de equilíbrio e desequilíbrio em seu próprio dinamismo
   - Os desequilíbrios geram, no ser humano, necessidades que se caracterizam por estados de tensão conscientes ou

> *Como agente de mudança, o ser humano é causa de equilíbrio e desequilíbrio em seu próprio dinamismo*

---

*Consideramos a expressão "ser humano" como substituta de indivíduo, família e comunidade.

- inconscientes que os levam a buscar a satisfação delas para manter seu equilíbrio dinâmico no tempo e no espaço
  - As necessidades não atendidas ou atendidas inadequadamente trazem desconforto e, se este se prolonga, torna-se causa de doença
  - Estar "com saúde" é estar em equilíbrio dinâmico no tempo e espaço.

## Enfermagem como parte integrante da equipe de saúde

Da enfermagem como parte integrante da equipe de saúde, têm-se que:

- Como parte integrante da equipe de saúde, a enfermagem mantém o equilíbrio dinâmico, previne desequilíbrios e os reverte em equilíbrio do ser humano, no tempo e no espaço
- O ser humano tem necessidades básicas que precisam ser atendidas para seu completo bem-estar
- O conhecimento do ser humano a respeito do atendimento de suas necessidades é limitado por seu próprio saber, exigindo, por isso, o auxílio de profissional habilitado
- Em estados de desequilíbrio, esta assistência se faz mais necessária
- Todos os conhecimentos e técnicas acumulados sobre a enfermagem dizem respeito ao cuidado do ser humano, ou seja, como atendê-lo em suas necessidades básicas
- A enfermagem assiste o ser humano no atendimento de suas necessidades básicas, valendo-se para isso dos conhecimentos e princípios científicos das ciências físico-químicas, biológicas e psicossociais. A conclusão será:

> "A enfermagem como parte integrante da equipe de saúde implementa estados de equilíbrio, previne estados de desequilíbrio e os reverte em equilíbrio pela assistência ao ser humano no atendimento de suas necessidades básicas. Procura, portanto, sempre reconduzi-lo à situação de equilíbrio dinâmico no tempo e espaço."

Desta teoria decorrem conceitos, proposições e princípios que fundamentam a ciência de enfermagem.

### *Conceitos, proposições e princípios*

Partindo-se da teoria proposta, o primeiro conceito que se impõe é o de enfermagem: consiste na ciência e arte de assistir o ser

---

*A enfermagem mantém o equilíbrio, previne desequilíbrios e os reverte em equilíbrio do ser humano no tempo-espaço*

*Todos os conhecimentos e técnicas sobre a enfermagem têm como foco o cuidado do ser humano*

humano no atendimento de suas necessidades básicas, de torná-lo independente desta assistência, quando possível, pelo ensino do autocuidado, bem como de recuperar, manter e promover a saúde em colaboração com outros profissionais.

Assistir em enfermagem é fazer pelo ser humano aquilo que ele não pode fazer por si mesmo; ajudá-lo ou auxiliá-lo quando parcialmente impossibilitado de se autocuidar; orientar ou ensinar, supervisionar e encaminhar a outros profissionais.

Partindo desses conceitos, podem-se inferir algumas proposições:

- As funções do enfermeiro podem ser consideradas em três áreas ou campos de ação distintos:
    - *Área específica*: assistir o ser humano no atendimento de suas necessidades básicas e torná-lo independente desta assistência, quando possível, pelo ensino do autocuidado
    - *Área de interdependência ou de colaboração*: corresponde à sua atividade na equipe de saúde no que se refere a manutenção, promoção e recuperação da saúde
    - *Área social*: fundamenta-se em sua atuação como um profissional a serviço da sociedade (função de pesquisa, ensino, administração, responsabilidade legal e participação na associação de classe) (Figura 1.2).

> Assistir em enfermagem é fazer pelo ser humano aquilo que ele não pode fazer por si mesmo

> As funções do enfermeiro segmentam-se nas áreas específica, de interdependência e social

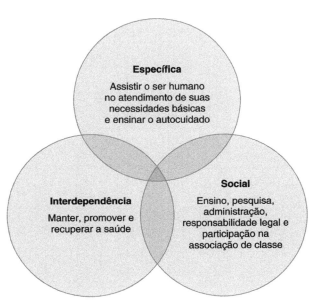

Figura 1.2 Funções do enfermeiro.

- A ciência da enfermagem compreende o estudo das necessidades humanas básicas, dos fatores que alteram sua manifestação e atendimento e da assistência a ser prestada.

Alguns princípios podem também ser deduzidos:

- A enfermagem respeita e mantém a unicidade, autenticidade e individualidade do ser humano
- A enfermagem é prestada ao ser humano e, não, a sua doença ou desequilíbrio
- Todo cuidado de enfermagem é preventivo, curativo e para fins de reabilitação
- A enfermagem reconhece o ser humano como membro de uma família e de uma comunidade
- A enfermagem reconhece o ser humano como elemento participante ativo no seu autocuidado.

Para que a enfermagem atue eficientemente, necessita desenvolver sua metodologia de trabalho que está fundamentada no método científico. Este método de atuação da enfermagem é denominado processo de enfermagem.

> O processo de enfermagem é a metodologia científica por meio da qual a enfermagem atua

# 2

# Processo de Enfermagem

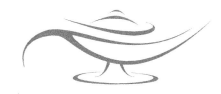

- ▶ Introdução, *34*
- ▶ Histórico, *36*
- ▶ Necessidades humanas básicas, *37*
- ▶ Histórico de enfermagem, *40*
- ▶ Histórico de enfermagem simplificado, *48*
- ▶ Diagnóstico de enfermagem, *59*
- ▶ Plano assistencial, *66*
- ▶ Plano de cuidados ou prescrição de enfermagem, *67*
- ▶ Evolução de enfermagem, *68*
- ▶ Prognóstico de enfermagem, *69*
- ▶ Consulta de enfermagem, *69*
- ▶ Síndromes de enfermagem, *73*

## ■ Introdução

**Processo de enfermagem**
Dinâmica de ações sistematizadas cujo foco é prestar assistência ao ser humano

**Histórico de enfermagem**
Roteiro para levantamento dos dados que permitem identificar os problemas do paciente

**Diagnóstico de enfermagem**
Identifica as necessidades do paciente e determina o grau de dependência deste atendimento

**Plano assistencial**
Definição da assistência de enfermagem que o paciente deve receber diante do diagnóstico estabelecido

O processo de enfermagem é a dinâmica das ações sistematizadas e inter-relacionadas cujo foco é prestar assistência ao ser humano. Caracteriza-se pelo inter-relacionamento e dinamismo de seis etapas.

A inter-relação e a igual importância dessas etapas no processo de enfermagem podem ser representadas graficamente (Figura 2.1) por um hexágono, cujas faces são vetores biorientados, buscando-se, assim, mostrar a reiteração eventual de procedimentos. No centro desse hexágono, situam-se o indivíduo, a família e a comunidade.

A primeira etapa do processo de enfermagem é o histórico de enfermagem, ou seja, o roteiro sistematizado para o levantamento de dados (significativos para o enfermeiro) do ser humano que tornam possível a identificação de seus problemas.

Esses dados, convenientemente analisados e avaliados, levam à segunda etapa, o diagnóstico de enfermagem, que corresponde à identificação das necessidades do ser humano que requer atendimento e à determinação pelo enfermeiro do grau de dependência deste atendimento em natureza e em extensão.

O diagnóstico analisado e avaliado levará à terceira etapa, o plano assistencial, que equivale à determinação global da assistência de enfermagem que o ser humano deve receber diante do diagnóstico estabelecido.

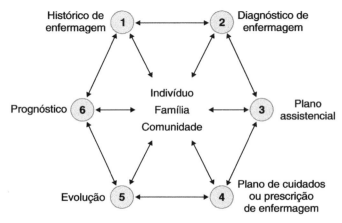

Figura 2.1 Processo de enfermagem.

# Capítulo 2 | Processo de Enfermagem

**Plano de cuidados ou prescrição de enfermagem**
Implementação do plano assistencial mediante roteiro diário que coordena a equipe de enfermagem

**Evolução de enfermagem**
Relato das mudanças sucessivas ocorridas no paciente sob assistência

**Prognóstico de enfermagem**
Estima a capacidade do paciente em atender às suas necessidades básicas alteradas após a implementação do plano assistencial

Este plano assistencial é sistematizado em termos do conceito de assistir em enfermagem, ou seja, encaminhamentos, supervisão (observação e controle), orientação, ajuda e execução de cuidados (fazer). Determinado o plano assistencial, passa-se à quarta etapa, o plano de cuidados ou prescrição de enfermagem, ou seja, implementação do plano assistencial pelo roteiro diário (ou período aprazado) que coordena a ação da equipe de enfermagem na execução dos cuidados adequados ao atendimento das necessidades básicas e específicas do ser humano.

O plano de cuidados é avaliado continuamente, fornecendo os dados necessários para a quinta etapa, a evolução de enfermagem, que consiste no relato diário (ou aprazado) das mudanças sucessivas que ocorrem no ser humano sob assistência profissional. Com base na evolução, é possível avaliar a resposta do ser humano à assistência de enfermagem implementada.

O estudo analítico e a avaliação das etapas anteriores completa o hexágono com a sexta fase, o prognóstico de enfermagem, ou seja, a estimativa da capacidade do ser humano em atender às suas necessidades básicas alteradas após a implementação do plano assistencial e à luz dos dados fornecidos pela evolução de enfermagem.

Dadas as características já citadas referentes ao processo de enfermagem, é possível corrigir erros em qualquer uma das etapas, bem como a previsão simultânea de todas elas. Desse modo, ao se elaborar o diagnóstico e mesmo na própria coleta de dados, já se pode ter uma ideia do prognóstico; somente por motivos didáticos e de sistematização, essas etapas são separadas.

O processo de enfermagem introduziu termos como assistência e cuidado de enfermagem. Há diferença entre eles? Para muitos profissionais, são sinônimos. De maneira restritiva e em alguns casos, ambos podem ser usados com o mesmo significado. Porém, de modo geral, consideramos significados distintos, da seguinte maneira:

- **Assistência de enfermagem**: é a aplicação, pelo enfermeiro, do processo de enfermagem para prestar o conjunto de cuidados e medidas que visam atender às necessidades básicas do ser humano
- **Cuidado de enfermagem**: é a ação planejada, deliberada ou automática do enfermeiro, resultante de sua percepção, observação e análise do comportamento, situação ou condição do ser humano.

O cuidado de enfermagem pode implicar várias atividades como, por exemplo, observar a higiene oral (verificar o material de que o paciente dispõe); avaliar a capacidade de autocuidado; observar as condições da cavidade bucal; explicar o cuidado ao paciente; ensinar, se necessário, a técnica adequada de escovação; encaminhar ao odontólogo; lavar o material utilizado; fazer as devidas anotações etc.

Resta-nos ainda conceituar e enumerar os instrumentos básicos indispensáveis ao enfermeiro para que aplique o processo de enfermagem, ou, em última análise, para que possa prestar a assistência de enfermagem com a qualidade que se espera de um profissional experiente.

> Instrumentos básicos consistem nas habilidades, conhecimentos e atitudes indispensáveis para a execução de determinada atividade

Instrumentos básicos consistem nas habilidades, conhecimentos e atitudes indispensáveis para a execução de determinada atividade. Na prática de enfermagem, esses instrumentos podem ser enumerados. Essa sequência não pressupõe hierarquia, uma vez que todos têm o mesmo valor: observação, comunicação, aplicação do método científico, aplicação dos princípios científicos, destreza manual, planejamento, avaliação, criatividade, trabalho em equipe, utilização dos recursos da comunidade.

As pesquisas que têm sido desenvolvidas e publicadas em nosso país parecem confirmar nossa teoria. Resta-nos esperar que novos estudos, trabalhos, pesquisas e investigações confirmem-na totalmente ou a invalidem.

## ■ Histórico

A expressão "processo de enfermagem" foi empregada pela primeira vez por Ida Orlando, em 1961, para explicar o cuidado de enfermagem. Seus componentes são: comportamento do paciente, reação do enfermeiro e ação. Como vemos, o significado é diferente do nosso.

> Em 1995, Lydia Hall afirmou ser a enfermagem um "processo", baseando-se em quatro proposições: enfermagem ao paciente, para o paciente, pelo paciente e com o paciente

Segundo Yura e Walsh, Lydia Hall, em 1955, durante uma conferência afirmou que a "enfermagem é um processo". Ela definiu o uso de quatro proposições: enfermagem ao paciente, para o paciente, pelo paciente e com o paciente. Em 1963, Virginia Bonney e June Rothberg, sem citar "processo de enfermagem", empregam termos do processo e apresentam as seguintes fases: dados sociais e físicos, diagnóstico de enfermagem, terapia de enfermagem e prognóstico de enfermagem. Em 1967, um grupo da Universidade Católica identificou as fases do processo de enfermagem como: levantamento (*assessing*), planejamento, implementação e avaliação. No levantamento, está incluído o diagnóstico de enfermagem.

Para Lucile Lewis, 1970, o processo de enfermagem consta de três fases: levantamento (*assessment*), intervenção e avaliação. A primeira fase também inclui o diagnóstico, embora ela não use este termo e, sim, identificação do problema e estabelecimento da prioridade.

A American Nurses Association (ANA) aponta as seguintes etapas para o processo de enfermagem: coleta de dados, diagnóstico de enfermagem, estabelecimento do objetivo, plano de cuidados, ação da enfermagem, renovação da coleta de dados (*reassessment*) e revisão do plano.

O uso dos termos *assessment* ou *assessing* inclui sempre o histórico de enfermagem; pode ou não abranger o diagnóstico de enfermagem, dependendo dos autores.

Há inúmeros modelos do processo de enfermagem, porém nenhum deles apresenta fundamentação teórica, com exceção do elaborado por Sister Callista Roy, que se baseia na teoria da adaptação e compõe-se das seguintes fases: levantamento (*assessment*) do comportamento do paciente, levantamento (*assessment*) dos fatores influentes, identificação do problema, estabelecimento do objetivo, intervenção e avaliação.

> **Etapas do processo de enfermagem segundo a ANA**
> Coleta de dados
> Diagnóstico de enfermagem
> Estabelecimento do objetivo
> Plano de cuidados
> Ação de enfermagem
> Renovação da coleta de dados
> Revisão do plano

# ■ Necessidades humanas básicas

## Conceituação e características

Inicia-se aqui o estudo das necessidades humanas básicas, considerando-as como os entes da enfermagem. Toda a ciência deve determinar seu ente concreto, descrevê-lo, explicá-lo e predizer sobre ele. Na ciência de enfermagem, considera-se ente concreto – a necessidade humana básica – que faz parte de um ser: o ser humano. Como o ser humano não pode ser objeto de nenhuma ciência ôntica, resta aos cientistas determinar os entes que o têm como habitáculo. Assim é o caso específico dos entes da enfermagem, ou seja, as necessidades humanas básicas.

> Os entes da enfermagem são as necessidades humanas básicas

## Que são necessidades humanas básicas?

Que são necessidades humanas básicas? Há inúmeros conceitos; nenhum deles satisfaz plenamente, porém é possível estabelecer bases fundamentais para futuras indagações, abordagens e reformulações.

São estados de tensões, conscientes ou inconscientes, resultantes dos desequilíbrios homeodinâmicos dos fenômenos vitais. Esse conceito se tornará mais claro ao estudarmos as características das próprias necessidades. Em estados de equilíbrio dinâmico, as necessidades não se manifestam, porém estão latentes e surgem com maior ou menor intensidade, dependendo do desequilíbrio instaurado. Correspondem a condições ou situações que o indivíduo, a família e a comunidade apresentam em decorrência do desequilíbrio de suas necessidades básicas e que exigem, por sua vez, uma resolução, podendo ser aparentes, conscientes, verbalizadas ou não.

Os problemas de enfermagem são situações ou condições decorrentes dos desequilíbrios das necessidades básicas do indivíduo, da família e da comunidade e exigem, por sua vez, assistência de enfermagem

Como principais características, os problemas de enfermagem são latentes, universais, vitais, flexíveis, constantes, infinitos, cíclicos, inter-relacionados, dinâmicos, energéticos, hierarquizados; têm peculiaridades específicas; são resultantes da interação entre os meios interno e externo; e apresentam bases onto e filogenéticas.

As necessidades são universais, portanto comuns a todos os seres humanos. Variam de um indivíduo para outro a sua manifestação e a maneira de satisfazê-las ou atendê-las.

Inúmeros fatores interferem na manifestação e no atendimento, dentre os quais podem-se citar: individualidade, idade, gênero, cultura, escolaridade, questões socioeconômicas, ciclo saúde-doença e ambiente físico.

Maslow baseia sua teoria sobre a motivação humana nas necessidades humanas básicas. Estas foram por ele hierarquizadas em cinco níveis: necessidades fisiológicas, de segurança, de amor, de estima e de autorrealização. O indivíduo só passa a procurar satisfazer às do nível seguinte após um mínimo de satisfação das anteriores. O mínimo referido ainda não foi determinado, porém o próprio autor reconhece que tal sistemática não é rígida, variando também em alguns indivíduos.

---

*Necessidades humanas básicas são estados de tensões resultantes dos desequilíbrios hemodinâmicos dos sinais vitais*

*Problemas de enfermagem decorrem dos desequilíbrios das necessidades básicas e exigem assistência de enfermagem*

*As necessidades são universais, variando em cada indivíduo a sua manifestação e a maneira de satisfazê-las*

Um conceito fundamental de Maslow é de que nunca há satisfação completa ou permanente de determinada necessidade, pois caso houvesse, conforme a teoria pressupõe, não haveria mais motivação individual.

Prefere-se utilizar, em enfermagem, a denominação de João Mohana: necessidades de nível psicobiológico, psicossocial e psicoespiritual. Os dois primeiros níveis são comuns a todos os seres vivos nos diversos aspectos de sua complexidade orgânica (Tabela 2.1); no entanto, o terceiro nível, com base nos conhecimentos atuais, permanece característica exclusiva do ser humano.

Todas essas necessidades estão intimamente inter-relacionadas, uma vez que fazem parte de um todo, o ser humano. É fundamental que se integre o conceito holístico do homem: ele é um todo indivisível e, não, a soma de suas partes.

Nos estudos já realizados, pode-se perceber a inter-relação mais estreita entre algumas necessidades e o distanciamento de outras, porém, em maior ou menor intensidade, todas elas sofrem alterações quando qualquer uma se manifesta, seja por desequilíbrio decorrente de falta ou excesso de atendimento.

*Opta-se, em enfermagem, pela classificação das necessidades humanas básicas por João Mohana*

**Tabela 2.1** Classificação das necessidades humanas básicas por João Mohana

| Necessidades psicobiológicas | Necessidades psicossociais |
| --- | --- |
| Oxigenação | Segurança |
| Hidratação | Amor |
| Nutrição | Liberdade |
| Eliminação | Comunicação |
| Sono e repouso | Criatividade |
| Exercício e atividades físicas | Aprendizagem (educação à saúde) |
| Sexualidade | Sociabilidade |
| Abrigo | Recreação |
| Mecânica corporal | Lazer |
| Motilidade | Espaço |
| Cuidado corporal | Orientação no tempo e espaço |
| Integridade cutaneomucosa | Aceitação |
| Integridade física | Autorrealização |
| Regulação: térmica, hormonal, neurológica, hidrossalina, eletrolítica, imunológica, crescimento celular, vascular | Autoestima |
| | Participação |
| Locomoção | Autoimagem |
| Percepção: olfatória, visual, auditiva, tátil, gustativa, dolorosa | Atenção |
| Ambiente | Necessidades psicoespirituais: religiosa ou teológica, ética ou de filosofia de vida |
| Terapêutica | |

Em estudo recente, pôde-se verificar a relação entre eliminação, nutrição e hidratação; nos 60 casos estudados, a eliminação nunca apareceu isolada, esteve associada ora à hidratação ou nutrição ou às duas.

## Exemplos de manifestação de necessidades

Quando a necessidade se manifesta, o faz por sinais e sintomas que, em enfermagem, denominam-se problemas de enfermagem. A necessidade de oxigenação seria o processo de utilização do oxigênio nos fenômenos de oxirredução das atividades vitais. As manifestações podem ser evidenciadas pelos seguintes problemas de enfermagem: cianose, dispneia, ortopneia, lentidão, cansaço, fadiga, insegurança, agitação, irritabilidade, ansiedade, medo, euforia, tontura, coriza, tosse, hemorragia, sangramentos, tabagismo, obstrução das vias respiratórias, estase circulatória, modificações no ritmo, na frequência e nas demais características dos movimentos respiratórios etc.

> **Problemas de enfermagem**
> Consistem nos sinais e sintomas por meio dos quais a necessidade se manifesta

A necessidade de amor é o processo dinâmico de troca de energia emocional positiva entre os seres vivos. Essa necessidade pode se manifestar por ansiedade, insegurança, tensão, rejeição, negativismo, indiferença, depressão, solidão, frustração, fuga, medo, dores, diminuição ou aumento da motricidade, angústia, agressividade, anorexia, emagrecimento, dependência, obesidade, insônia, choro, apatia, prostração, euforia, exibicionismo, delinquência, desvios de comportamento etc.

Estes dois exemplos talvez possam ilustrar toda a complexidade do estudo da enfermagem. É um desafio, mas não é inexequível.

# ■ Histórico de enfermagem

> **Histórico de enfermagem**
> Roteiro para levantamento dos dados que permitem identificar o problema do paciente

## Conceito

É o roteiro sistematizado para o levantamento de dados do ser humano (significativos para o enfermeiro) que tornam possível a identificação de seus problemas.

Em 1965, inserimos oficialmente no currículo de Fundamentos de Enfermagem da Escola de Enfermagem da USP a história dos problemas de saúde do paciente, sob o título de Anamnese de Enfermagem; entretanto, este termo não nos satisfez, pois havia o problema de conotação com a anamnese médica. Procurou-se, então, outra denominação que, igualmente significativa, não tivesse o inconveniente apontado.

Em reunião do corpo docente da disciplina de Fundamentos de Enfermagem realizada em 1967, posto em debate o assunto, coube à instrutora Yoriko Rara, a partir da ideia inicial de história de enfermagem do paciente, sugerir a designação "histórico de enfermagem", desde então oficialmente por nós adotada.

> O histórico de enfermagem deve ser conciso e individualizado

## Características

- O histórico deve ser conciso, sem repetições, claro e preciso
- O histórico deve dispor de informações que possibilitem prestar cuidado imediato
- O histórico é individual e deve permitir tal objetivo
- O histórico não deve conter informações duplicadas: dados de interesse médico, por exemplo, doenças da infância, não precisam ser coletados pelo enfermeiro, basta ler a anamnese feita pelo médico.

## Responsabilidade

> Somente enfermeiro ou obstetriz podem elaborar o histórico de enfermagem

Somente enfermeiro e obstetriz poderão elaborar o histórico de enfermagem; esta atividade não pode ser delegada. Em alguns casos, o próprio paciente pode preencher parte de seu histórico, que, obrigatoriamente, deverá ser completado pelo profissional.

## Técnica

Utiliza-se de preferência a entrevista informal, promovendo uma interação enfermeiro-paciente. Outras técnicas, como a observação, são úteis e utilizadas durante toda a entrevista. No exame físico, empregam-se inspeção, palpação e ausculta.

É indispensável a apresentação pessoal, explicando ao paciente o que se vai fazer e *por que*.

> O histórico deve ser feito na admissão do paciente

O histórico deve ser feito na admissão, ou seja, no primeiro contato com o paciente, o que pode ocorrer no quarto, na sala de admissão da clínica, no ambulatório ou no domicílio.

# Fatores que interferem na elaboração do histórico

## Fatores relacionados com o paciente

A condição ou estado geral do paciente influenciará a coleta de dados. Será dada prioridade à principal necessidade manifestada pelo paciente e o histórico poderá ser protelado, mas, por meio da observação, muitos dados serão coletados:

- A *idade* é um fator importante: por exemplo, no caso de crianças e idosos, muitos dados serão obtidos do acompanhante
- O *gênero* deve ser levado em consideração, uma vez que, dependendo dele, haverá maior dificuldade na obtenção de determinados dados, principalmente durante o exame físico
- A *cultura* deve ser respeitada e agrega informações adicionais para o cuidado a ser prestado
- A *escolaridade* determina padrões de comunicação verbal e escrita; acompanhantes podem favorecer ou dificultar a coleta de dados, cabendo ao enfermeiro usar toda a sua habilidade e simpatia para obter bons resultados
- O *tempo de permanência no hospital* simplificará ou estenderá o histórico, dependendo do tempo previsto para internação; se o paciente já traz o histórico de enfermagem preenchido no ambulatório, ele apenas será completado na admissão, com os dados mais relevantes
- Os *padrões de comunicação* dizem respeito a estrangeiros, a deficientes visuais, auditivos ou da articulação da palavra; o enfermeiro utilizará outros meios de comunicação que possibilitem a coleta de dados indispensáveis.

## Fatores relacionados com o profissional

O *preparo e o treino* do enfermeiro na coleta de dados são indispensáveis ao bom êxito da atividade; quanto mais históricos tiver feito, maior será a habilidade e menor o tempo gasto nesta tarefa. *Autoconhecimento* é necessário para impedir que o enfermeiro projete no paciente os seus próprios problemas. *Tempo disponível* implica planejamento para determinar o tempo que será direcionado a cada paciente, evitando, assim, a sobrecarga e a improvisação.

## Fatores relacionados com a instituição

- A *filosofia da instituição*, se centrada no paciente, favorecerá o exercício da enfermagem; do contrário, haverá um antagonismo entre a instituição e os objetivos da prática de enfermagem

---

*Os fatores que interferem na elaboração do histórico são os relacionados com o paciente, o profissional e a instituição*

**Fatores relacionados com o paciente**
Idade
Gênero
Cultura
Escolaridade
Tempo de permanência no hospital
Padrões de comunicação

**Fatores relacionados com o profissional**
Preparo e treino do enfermeiro
Autoconhecimento
Tempo disponível

# Capítulo 2 | Processo de Enfermagem

**Fatores relacionados com a instituição**
Filosofia da instituição
Filosofia do serviço de enfermagem
Quantidade e qualidade do pessoal

- A *filosofia do serviço de enfermagem* declarada e clara, centrada no cuidado do paciente, contribuirá para a execução do processo de enfermagem; uma filosofia desvinculada desse cuidado pode, por sua vez, levar a dificuldades na execução do histórico de enfermagem
- A *quantidade e qualidade do pessoal* limitará ou favorecerá a introdução do histórico de enfermagem, bem como de todo o processo de enfermagem.

## Mínimo indispensável

- Completar os dados de identificação
- Percepção e expectativas (experiências prévias, sentimentos, problemas, preocupações, o que sabe sobre a doença, o que espera da equipe de saúde)
- Atendimento das necessidades básicas (alimentação, hidratação, eliminação, sono e repouso, cuidado corporal, recreação, religiosidade)
- Exame físico
- Problemas ou padrões de comunicação.

## Vantagens e utilização dos dados

- É o primeiro passo do processo de enfermagem e consiste na utilização de metodologia científica
- Permite interação enfermeiro-paciente, bem como o cuidado profissional
- Leva à pesquisa
- Conduz ao diagnóstico de enfermagem
- Determina prioridades, orientações e observações posteriores.

## Problemas de enfermagem

Os problemas de enfermagem são identificados a partir da elaboração do histórico de enfermagem

A coleta de dados leva à identificação dos problemas de enfermagem. Problema de enfermagem é toda a situação e/ou condição apresentada pelo indivíduo, pela família ou pela comunidade que exija assistência profissional.

## Exame físico

A finalidade do exame físico é identificar os problemas de enfermagem

O exame físico tem como finalidade identificar problemas de enfermagem, diferindo, por isso, do exame realizado pelo médico.

O material necessário inclui lençol, mesa de exame, balança clínica com antropômetro, espátula, termômetro, esfigmomanômetro, estetoscópio, garrote, bolas de algodão, álcool e éter.

### Descrição da técnica do exame físico

Pedimos ao paciente que retire o roupão e os sapatos e suba na balança, a fim de obter seu peso e altura. Observamos a sua postura de pé.

Solicitamos a ele que deite e observamos sua postura deitado. Em seguida, deve-se cobri-lo com lençol, remover suas meias, desamarrar a camisola, retirando-a dos braços, ou remover o paletó do pijama, deixando-o sobre o tórax. Deve-se lavar as mãos.

Verificam-se os sinais vitais, descobrindo parcialmente o tórax para ausculta do pulso apical.

Inicia-se, então, a inspeção e palpação partindo da cabeça e seguindo esta ordem:

- **Cabeça**: cabelo e couro cabeludo, orelhas, olhos, fossas nasais, cavidade bucal (usando-se a espátula para este fim), face em geral, pescoço
- **Membros superiores**: braços, antebraços, mãos e unhas; palpam-se os deltoides e observa-se o estado das veias nos três segmentos, usando garrote caso a rede venosa não seja visível à simples inspeção e palpação
- **Membros inferiores**: coxas, pernas e pés; palpam-se os músculos vastos laterais e examina-se a rede venosa como descrito para os membros superiores
- **Tórax ventral**: mamas, abdome, inspeção dos genitais externos; pede-se ao paciente que se posicione em decúbito lateral ou ventral e examina-se o tórax dorsal, a região sacrolombar, as nádegas e o ânus.

> Inspeção e palpação devem acompanhar a seguinte ordem: cabeça, membros superiores, membros inferiores e tórax ventral

Durante este exame, vamos conversando com o paciente para completar dados ou confirmá-los. Recomenda-se descobrir uma região de cada vez, mantendo o restante do corpo coberto com o lençol e a camisola ou paletó do pijama.

> Ao longo do exame, deve-se conversar com o paciente para completar os dados ou confirmá-los.

Em seguida, veste-se o paciente, auxiliando-o a levantar-se. Deve-se lavar as mãos novamente.

Usam-se as bolas de algodão embebidas em álcool/éter em casos de dúvida quanto a lesões da pele ou sujidade.

# Considerações gerais

Durante a inspeção, se notarmos constrangimento por parte do paciente na observação direta dos genitais externos, não se deve executá-la; os dados devem ser completados pela inspeção das roupas íntimas, pela entrevista e, posteriormente, com observações da enfermaria. Dessa maneira, as observações das posturas deitada e sentada serão completadas na enfermaria.

# Partes de um histórico

## Identificação

Estes dados devem ser os mais completos possíveis e incluem: nome completo, enfermaria, leito, registro, gênero, idade, estado civil, com inclusão de filhos e respectivas idades; procedência, nacionalidade, com investigação da nacionalidade dos pais; ocupação, com detalhes (exemplificando: o paciente diz que é sapateiro; ele pode ser dono de uma oficina de conserto, tendo mais de um funcionário, ou então, é funcionário; seu *status* e salário variarão segundo essas possibilidades e devem ser levados em consideração no planejamento dos cuidados de enfermagem); grau de instrução; religião, procurando-se saber se é ou não praticante; diagnóstico clínico; data de admissão e o modo pelo qual foi admitido no hospital (ambulatório, pronto-socorro etc.).

Em casos especiais, a critério do enfermeiro, podem ser obtidos dados a respeito da família, como número de irmãos e posição do paciente neste grupo, idade dos pais, do cônjuge, se outras pessoas moram com a família etc.

*O histórico compõe-se de identificação, hábitos, dados do exame físico, problemas de saúde, observação do paciente e conclusões*

## Hábitos

Relacionam-se com o atendimento das necessidades básicas e incluem:

- **Meio ambiente**: condições de moradia e saneamento (água, esgoto, lixo), eletricidade, gás encanado ou não, condições do bairro, facilidade de condução e comunicação
- **Cuidado corporal**: banhos, higiene oral, corte de unhas, cuidados com os cabelos, raspagem de pelos, higiene íntima, uso de desodorante, uso de cosméticos etc.
- **Eliminação**: hábitos de evacuação intestinal e urinária, como horários, duração, lavagem das mãos, frequência, hábitos e tabus em relação à menstruação etc.

*Hábitos relacionam-se estritamente com o atendimento das necessidades básicas*

- **Alimentação**: ingestão de alimentos e líquidos, hábitos alimentares; horários, frequência, preferências, intolerâncias, quantidade, qualidade etc.
- **Sono e repouso**: horário, tempo, repouso, hábitos relacionados com essas funções
- **Exercícios e atividades físicas**: hábitos sedentários, prática de esportes, ginástica, vida ativa etc.
- **Atividade sexual**: devem ser respeitados os tabus culturais relativos ao assunto. Com cautela e critério, pode-se abordá-lo junto ao paciente. Na impossibilidade de encaminhar os problemas ou em caso de dúvidas, é preferível não abordar o assunto do que fazê-lo de maneira desastrada
- **Recreação**: hábitos de lazer e preferências de recreação
- **Participação na vida familiar**: comunicação com a família, *status* e papéis desempenhados no grupo familiar, hábitos sociais em relação à família
- **Participação na vida religiosa**: comunicação com Deus, papel da religião na vida do paciente, práticas religiosas, papéis desempenhados na comunidade religiosa etc.
- **Participação na vida comunitária**: comunicação com a comunidade, *status* e papéis que desempenha, hábitos sociais e cívicos relacionados com a vida comunitária etc.
- **Participação na vida profissional**: comunicação no trabalho, *status* e papéis que desempenha na vida profissional, hábitos relacionados com o trabalho etc.
- **Manutenção da saúde**: exames médico e odontológico periódicos, imunizações etc.

## Exame físico

O exame físico abrange: condições gerais, sinais vitais, condições relacionadas, queixas do paciente e problemas identificados

- **Condições gerais**: estado geral, condições do vestuário, estado mental, expressão facial, condições de locomoção, peso, altura, tabagismo, uso de álcool, medicamentos, drogas ilícitas, alergias, entre outros
- **Sinais vitais**: frequência e características de pulso, respiração, valores da temperatura e pressão arterial
- **Condições físicas relacionadas a**: limpeza corporal, postura e aparelho locomotor, revestimento cutaneomucoso e termorregulação, aparelho cardiorrespiratório, sistema digestivo, aparelho urogenital, órgãos dos sentidos, medicação parenteral (cateter de demora)
- **Queixas do paciente**
- **Problemas identificados**.

### Problemas de saúde

> Em problemas de saúde, coletam-se dados sobre as percepções e necessidades do paciente, bem como o significado, para ele, do sistema doença-hospital-equipe de saúde

Neste setor, procura-se, sobretudo, coletar dados sobre as percepções do paciente, as necessidades manifestadas por ele, bem como o significado, para ele, de todo o sistema: doença-hospital-equipe de saúde.

- **Opinião do paciente a respeito da doença**: qual a causa, por que adoeceu, o que ele acha que está acontecendo, o que significam para ele doença, tratamento, internação, hospital, alta, operação, exames, enfermagem etc.
- **Histórico anterior**: quais doenças já teve, se foi submetido a cirurgias e suas experiências com hospitais
- **Medos ou preocupações**: quanto ao hospital, à cirurgia, à anestesia, à dor, à morte, à dependência de outras pessoas, às mudanças no corpo, à perda do amor dos familiares, a ser enganado, a tomar medicação errada, a ser submetido ao tratamento inadequado, a permanecer muito tempo no hospital, a ser despersonalizado etc.
- **Fase da doença**: grave, aguda, crônica, subaguda etc.
- **Resultados dos exames de laboratório de interesse para a enfermagem**: fezes, urina, sangue etc.

### Observação do paciente no hospital

Para ser preenchido, caso o paciente já esteja internado quando da primeira entrevista, ou para coleta de dados posteriores na evolução do paciente: ajustamento do paciente ao hospital, aos colegas, à equipe de enfermagem, à equipe de saúde e à dieta, bem como às necessidades por ele manifestadas.

### Conclusões

- Problemas identificados
- Análise dos problemas para identificação das necessidades e dependências de enfermagem pelo paciente
- Diagnóstico de enfermagem.

## Comentários

Nossa experiência com os alunos nos mostrou que, mesmo no primeiro ano, são capazes de fazer um bom histórico de enfermagem: o levantamento dos problemas é feito rapidamente e o paciente recebe, de imediato, os cuidados de que necessita. Nossa experiência com os alunos do curso de pós-graduação também foi animadora: os estudantes avaliaram a qualidade do método e a possibilidade do levantamento precoce dos problemas e de melhor atendimento ao paciente. Um aspecto muito importante para os dois grupos – paciente e estudante – é que houve melhora notável em sua comunicação e relacionamento.

Dessa maneira, acreditamos que o cuidado de enfermagem venha a deixar de ser empírico para se tornar científico, com base no levantamento dos dados, com pleno conhecimento de sua problemática.

## ■ Histórico de enfermagem simplificado

> A introdução, na prática, do histórico de enfermagem ocorreu em 1965, sob a denominação anamnese de enfermagem

A introdução, na prática, do histórico de enfermagem ocorreu em 1965, quando o aplicamos pela primeira vez sob a denominação anamnese de enfermagem. À medida que aplicávamos o processo, surgiam novos dados a serem coletados; dessa maneira, os modelos usados foram aumentando, em tamanho e complexidade. Por fim, em 1969, havia três modelos de histórico de enfermagem:

- **Modelo 1**: bem simples, para ser usado por alunos que cursavam Fundamentos de Enfermagem, cujo conteúdo correspondia a quatro páginas de texto
- **Modelo 2**: bem mais completo, porém não incluindo ainda todos os dados necessários para o levantamento das necessidades dos pacientes, com oito páginas de texto
- **Modelo 3**: resultou do debate de um grupo de estudos formado por docentes de várias disciplinas da Escola de Enfermagem da USP. Este modelo completo constava de 12 páginas de texto.

Os três modelos têm sido utilizados por estudantes de mestrado em seus trabalhos de campo com a aplicação do processo de enfermagem, do que resultaram modificações importantes na ordem e sequência da entrevista. Por exemplo: a obtenção dos dados das necessidades básicas partindo daquelas por nós consideradas neutras para as mais pessoais – sono e repouso, atividades, alimentação, eliminação, cuidado corporal, sexualidade etc. –, que iniciavam os outros históricos.

Serão descritos adiante, em linhas gerais, os tópicos dos três modelos de históricos.

## Histórico 1

1. Identificação
   - Dados obtidos diretamente junto ao paciente, na ficha do leito ou no prontuário
   - Nome, enfermaria, leito, registro, idade, gênero, etnia, estado civil (número e idade dos filhos), religião, escolaridade, ocupação, profissão, naturalidade, procedência, data de internação, por onde foi internado, diagnóstico clínico, residência fixa/temporária, fase da doença ou do tratamento.
2. Dados clínicos de interesse para a enfermagem
   - Resultado dos exames laboratoriais mais recentes, prescrição médica mais recente, bem outras observações coletadas fornecidas pelo prontuário, pelo médico, pelo enfermeiro-chefe e por outros membros da equipe hospitalar.
3. Entrevista e observação do paciente
   - Queixas, problemas e necessidades percebidas: O que o incomoda no momento? Quais as suas preocupações no momento? (Pesquisar medos.) O que sabe sobre sua doença? Por que acha que ficou doente? O que sabe sobre seu tratamento? Quais as suas experiências anteriores com doenças, hospitalização e tratamento? Quando procura o médico? Quando procura o dentista? O que considera ser bem atendido pela enfermagem no hospital? Quanto tempo pensa permanecer no hospital? Que vacinas tomou nos últimos 5 anos?
4. Necessidades básicas na hospitalização (comparar com os hábitos anteriores)
   - Sono e repouso (horário, posição, uso de travesseiros)
   - Alimentação e hidratação (aceitação, quantidade, preferência, outros)
   - Eliminação (fezes, urina, menstruação, frequência, hábitos, características)
   - Recreação (preferências, atividades físicas, intelectuais, sociais).
5. Exame físico
   - Peso, altura, temperatura, pulso e respiração (características), PA, pulso apical
   - Expressão facial (descrever)
   - Posição no leito e postura (descrever)
   - Locomoção e motilidade (descrever)

- Estado mental (nível de consciência, orientação auto e alopsíquica)
- Condições da pele e dos anexos (coloração, integridade, umidade, limpeza, temperatura etc.)
- Cavidade bucal (condições dos lábios, das mucosas, da língua, da orofaringe e dos dentes)
- Órgãos dos sentidos; segmentos para medicação parenteral (músculos e rede venosa)
- Alergias (inalantes, medicamentos, alimentos, sabões, adesivos, tecidos, cosméticos)
- Etilismo, tabagismo etc.
- Deformidades físicas, outros sinais e sintomas observados.

6. Ajustamento do paciente ao hospital
- À enfermaria, à equipe de saúde, à equipe médica e à equipe de enfermagem.

7. Impressões do entrevistador sobre o paciente
- Descrição sumária da impressão subjetiva do entrevistador a respeito do paciente.

8. Dados coletados por: _____
- Por meio deste histórico de enfermagem, pode-se perceber que a maioria das necessidades básicas não é pesquisada, somente as mínimas indispensáveis ao primeiro atendimento; o exame físico também é incompleto.

## Histórico 2

1. Identificação
- Ver Histórico 1.

2. Dados clínicos de interesse para a enfermagem
- Exames de laboratório (de rotina e os mais recentes), específicos para o diagnóstico; prescrição do dia.

3. Percepções e expectativas do paciente
- O que sabe de sua doença? A que atribui sua doença? O que sabe sobre seu tratamento? (Medos e preocupações; queixas do paciente.) Quais as suas experiências anteriores com doenças, hospitalização e tratamento? Quanto tempo pensa permanecer internado?

4. Atendimento de suas necessidades básicas (antes da doença e no hospital)

- Sono e repouso (hábitos, características, uso de travesseiros, cobertores, colchão)
- Exercícios e atividades físicas (atividade diária, ginástica, esportes)
- Alimentação (tipo, frequência, quantidade, preferências, idiossincrasias, hidratação, líquidos preferidos)
- Eliminações (frequência, hábitos, características, fezes, urina, menstruação, outros)
- Cuidado com a pele e as mucosas (tipo e frequência – banhos, higiene oral, cabeça, barba, cosméticos, próteses)
- Habitação (condições – saneamento, eletricidade, planta física, ambiente, recursos da comunidade, presença de animais, insetos e roedores)
- Reprodução (problemas sentidos e necessidades de orientação)
- Necessidades psicossociais (recreação, religião, comunicação, participação na vida comunitária).

5. Hábitos relacionados com a saúde
   - Exames médico e odontológico periódicos; imunizações
   - Tabagismo, etilismo, alergias a medicamentos e outras substâncias.

6. Exame físico
   - Condições gerais: aspecto (descrever); expressão facial (descrever); estado mental (descrever); locomoção e postura (descrever); vestuário; peso e altura; temperatura, pulsos radial e apical, respiração (características), pressão arterial
   - Condições dos segmentos no que se refere a: limpeza, integridade, secreções, forma e volume, temperatura, ausência de segmentos, próteses, mobilidade, acuidade, manchas, condições para medicação parenteral, vascularização, odor etc.
   - Cabeça e couro cabeludo: face, cavidade bucal (hálito, língua, sensibilidade gustativa, mucosas, lábios, orofaringe, dentes, fonação), órgãos dos sentidos (olhos, orelhas, narinas), pescoço
   - Membros superiores: braço, deltoides, antebraço, mãos, unhas, rede venosa
   - Membros inferiores: coxa, vastos laterais e glúteos, perna, pé, rede venosa
   - Tronco: tórax anterior, abdome, genitais, tórax posterior, região sacrolombar, nádegas, ânus

- Condições específicas relacionadas com: drenos, sondas, venóclise, curativos, traqueostomia, pele e mucosas, distribuição dos pelos, tecido subcutâneo, outros sinais e sintomas observados e relatados.

7. Ajustamento do paciente ao hospital
- À enfermaria, à equipe de saúde, à equipe de enfermagem e às rotinas hospitalares.

8. Impressões do entrevistador
- Como no Histórico 1.

9. Conclusões
- Problemas identificados, necessidades afetadas que levarão ao diagnóstico de enfermagem
- Plano assistencial de enfermagem, evolução e prognóstico de enfermagem.

Este modelo já incluía em si todo o processo, o diagnóstico, o plano assistencial, a evolução e o prognóstico de enfermagem.

Algumas falhas a serem apontadas dizem respeito às condições gerais no exame físico e a outros itens nos quais havia uma extensa lista a observar, induzindo à rotulação do paciente e a critérios subjetivos, por exemplo: *Aspecto*: abatido ( ) pálido ( ) cianótico ( ) indiferente ( ) calmo ( ) agitado ( ) fraco ( ) apático ( ) bem disposto ( ) etc.

Esse tipo de classificação era não apenas muito subjetiva, como também aumentava consideravelmente o questionário, além de permitir repetição; ao chegar à análise da pele, voltavam a ser usados os termos cianótico, corado etc. Achamos preferível colocar somente a descrição, a qual deverá ser a mais objetiva possível.

## Histórico 3

Dados coletados por: _____ Data: _____

Dados fornecidos por: _____

1. Identificação
- Nome, registro, enfermaria, leito, idade e data de nascimento, gênero, quantidade e idade dos filhos, religião, escolaridade, ocupação, profissão, naturalidade, procedência (há quanto tempo), residência fixa (há quanto tempo), residência temporária (há quanto tempo)
- Data de admissão, por onde foi admitido, diagnóstico clínico, fase da doença, diagnóstico de enfermagem.

# Capítulo 2 | Processo de Enfermagem

2. Percepções e expectativas do paciente relacionadas com a doença e a hospitalização
   - Por que procurou o hospital? Como foi recebido? A que atribui a sua doença atual? O que sabe sobre sua doença? O que sabe sobre seu tratamento? Em que esta hospitalização e/ou doença alterou: seus hábitos, sua situação no trabalho (a função que desempenhava), sua situação familiar (o papel que desempenhava), sua situação na comunidade (o papel que desempenhava)? Quantas vezes e onde já esteve internado? Que impressões guardou dessas internações? O que espera deste hospital? O que espera do enfermeiro, do médico, da equipe de enfermagem? Como define tratamento, exames, operação, anestesia, alta, injeções, isolamento, dieta etc.?
   - Procurar identificar medos e preocupações quanto a: vida e morte, operação, anestesia, alterações no corpo, tratamento indicado, despersonalização, ser enganado, modificações nos hábitos, perder o emprego, privaticidade.

   O que acha de ficar em um quarto com outras pessoas? Sozinho? Espera receber visitas? Quanto tempo pensa permanecer no hospital? Quais são seus planos para quando sair do hospital?

3. Atendimento das necessidades (hábitos anteriores à hospitalização)
   - Sono e repouso: A que horas costuma deitar-se e levantar-se? De quanto tempo de sono necessita? Mantém sempre estes horários? Quais os seus hábitos antes de dormir (rituais)? Tem dificuldade em "pegar no sono"? Que medidas usa para dormir que não sejam medicações? No que pensa quando não consegue dormir? Padrão de sono (leve, agitado, pesado etc.)? O que o faz perder ou dificulta o sono (número de travesseiros, cobertores, posição para dormir, colchão e travesseiros, dificuldade para dormir novamente após ser acordado)? Repousa durante o dia (quando, por quanto tempo)? Tem alguma maneira especial de repousar?
   - Exercícios e atividades físicas: no trabalho e no lar, prática de esportes, ginástica, entre outros
   - Alimentação: cardápio diário (alimentos mais utilizados, eventuais), número de refeições por dia, horários, preferências, apetite, mastigação, deglutição, digestão, náuseas, vômitos
   - Líquidos: volume diário, frequência, horário, tipo (água, café, chá, suco, refrigerante, outros)

- Eliminações:
  - Intestinal: período do dia, características das fezes (consistência, cor, odor, outros), constipação intestinal, diarreia, flatulência.

    O que usa para corrigir a constipação intestinal ou a diarreia? O que causa mudança de hábito na evacuação intestinal? O que causa diarreia? Sente dor ao evacuar? Tenesmo? Hemorroidas? Outros problemas anorretais?

  - Urinária: período, frequência, o que influi na quantidade de vezes que urina, algum problema para urinar (dor, ardor, prurido, sangramento, incontinência, enurese, nictúria, outros), características da urina (cor, volume, odor, sedimento etc.)
- Menstruação: ciclo, quantidade, duração, problema (dismenorreia, menóstase, amenorreia etc.)

O que faz para resolver estes problemas? Tabus, medidas higiênicas e de proteção?

- Outras eliminações: nasal, expectoração, fístulas etc.
- Cuidado com a pele e mucosas: banho (aspersão, imersão, ablução, outros), frequência, horário
- Cuidado com os dentes: Faz tratamento dentário? O que usa na higiene da boca e dos dentes? Frequência, horário, prótese (especificar como cuida da prótese)?
- Outros cuidados corporais diários:
  - Higiene íntima (material e horário); limpeza das mãos (material e horário); limpeza dos pés (material e horário); limpeza do rosto (material e horário); outros
  - Tricotomia: barba (material, horário e frequência), bigode (material, horário e frequência), púbica ou axilar (material, horário e frequência), outros
  - Cuidado com os cabelos: penteação, escovação, lavagem (material, frequência), tabus, corte (frequência), uso de cosméticos, uso de peruca
  - Unhas: corte (material e frequência), uso de cosméticos, desodorante, talco, entre outros
  - Cuidados com orelhas e narinas: especificar.
- Habitação: área de moradia (urbana, rural, suburbana, outra); número de cômodos, quantidade de pessoas por cômodo; material de construção (alvenaria, madeira, caixote, pau-a-pique, outra); ventilação (número de janelas, portas, exposição ao

sol); água (rede pública, poço, fonte, rio, outra); esgoto (rede pública, fossa – rio, a céu aberto, outro); instalação sanitária (dentro de casa, fora de casa, outra); lixo (serviço público, enterrado, queimado, jogado, outro); gás encanado ou não; eletricidade; quintal, jardim, horta, animais domésticos (especificar); presença de insetos e roedores (especificar); casa própria, alugada, cedida, outra; topografia do terreno (baixada, colina, outro); localização (próxima à condução, longe de condução, muito longe); aparelhos eletrodomésticos (especificar); recursos de saúde próximos à casa (especificar)

- Reprodução (procure obter a informação de acordo com as condições do paciente): Há algum problema relacionado com a vida sexual (frigidez, tabus, priapismo, impotência (disfunção erétil), insatisfação, dores, utilização de meios anticoncepcionais)? Sente necessidade de orientação sobre a necessidade de reprodução?

- Recreação: O que costuma fazer para se distrair? O que gosta ou gostaria de fazer no hospital para se distrair?

- Outras necessidades psicossociais: Quem é mais importante para o(a) Sr.(a) (pessoas)? O que é mais importante para o(a) Sr.(a) (coisas)? O que gostaria de fazer pelos outros aqui no hospital? O que gosta de fazer sozinho(a)? O que gosta de fazer em grupo? O que gostaria que os outros lhe fizessem? Como gostaria de ser ajudado(a)? Que coisas mais o(a) agradam (ou seja, o(a) deixam alegre, contente, feliz)? Que coisas o(a) desagradam (o(a) deixam triste, irritado(a), infeliz)? A religião é importante em sua vida? Qual a sua participação na vida religiosa (especificar)?

- Alterações de hábitos: Em que a doença e/ou hospitalização alterou seus hábitos de cuidado corporal, alimentação, eliminações, sono e repouso, reprodução, sexualidade, recreação e atividades sociais, autoimagem etc.?

4. Controle de saúde
   - Reações específicas a alimentos, medicamentos, sabões e sabonetes, adesivos, cosméticos, tabagismo, bebidas alcoólicas, outros
   - Tem o hábito de fazer exame médico (frequência)? Tem o hábito de fazer exame odontológico (frequência)? Que imunização já recebeu?

5. Exame físico
   - Condições gerais: aspecto (descrever), expressão facial (descrever), estado mental (descrever), locomoção (descrever), postura (descrever), vestuário (descrever)

- Sinais vitais: temperatura, pulsos apical e radial, respiração e pressão arterial
- Condições dos segmentos (limpeza, lesões, secreção, cor, forma, temperatura, turgor, motilidade, proteção, pelos etc.): cabeça, cavidade bucal, pescoço, membros superiores e inferiores, tronco, tórax anterior e posterior, abdome, genitoanal, órgãos dos sentidos
- Condições dos segmentos para medicação parenteral: deltoides, glúteos, vastos laterais, rede venosa superficial.

6. Queixas do paciente
7. O que gostaria de perguntar?
8. Dados clínicos de interesse para a enfermagem: exames complementares, prescrição médica mais recente
9. Impressões do entrevistador sobre o paciente
10. Conclusões
    - Diagnóstico de enfermagem (problemas identificados, necessidades afetadas, dependência de enfermagem)
    - Plano assistencial de enfermagem, evolução e prognóstico de enfermagem.

Como comentamos anteriormente, este histórico é muito longo, porém abrange toda a problemática do paciente; apresenta também as falhas do Histórico 2 no que se refere à rotulação e subjetividade em alguns dados.

## Modelos de histórico de enfermagem simplificado

Apresentamos a seguir a simplificação dos Históricos 1 e 2. Esta simplificação consiste na elaboração do roteiro do histórico colocado à margem esquerda da folha de entrevista, deixando mais de 2/3 da folha livres para redigir como uma história clínica. Nos históricos anteriormente descritos, havia considerável dificuldade de manipulação dos dados que ficavam esparsos, além da repetição e do tempo excessivo para seu preenchimento, muitas vezes deixando o paciente assustado. O modelo simplificado afasta toda essa problemática; à medida que o enfermeiro vai escrevendo, já pode ir apontando os problemas de enfermagem identificados.

Entretanto, é indispensável que o enfermeiro saiba todo o conteúdo do roteiro, o que deve ser observado no paciente, bem como todas as perguntas e referências nos diversos tópicos do roteiro; do contrário, o histórico ficará falho e de pouco valor para se chegar ao diagnóstico de enfermagem definitivo.

Capítulo 2 | Processo de Enfermagem

### Histórico de enfermagem 1

Nome: _____ Registro: _____ Enf.: _____ Leito: _____

Identificação: nome, idade, gênero, etnia, estado civil, quantidade e idade dos filhos, religião, escolaridade, ocupação, profissão, naturalidade, procedência, data de admissão, residência fixa ou temporária

Diagnóstico clínico: _____

Por onde foi admitido: _____

1. Percepções e expectativas:
   - Necessidades percebidas, o que o incomoda, preocupações, queixas, problemas, o que sabe sobre o tratamento, experiências anteriores com doenças, tratamentos e hospitalização
   - O que espera da equipe de saúde e de enfermagem?
   - Quanto tempo pensa permanecer no hospital?
   - Deseja receber visitas?
2. Necessidades básicas (hábitos, frequência, características, problemas trazidos ao atendimento em virtude da doença):
   - Sono e repouso
   - Alimentação e hidratação
   - Eliminação (intestinal, urinária, outras)
   - Recreação e religião
   - Habitação (condições de saneamento básico)
3. Hábitos de saúde:
   - Exames médico e odontológico periódicos, imunizações, alergias, tabagismo, consumo de álcool etc.
4. Exame físico:
   - Condições gerais, descrever aspecto geral, expressão facial, estado mental, locomoção, postura, vestuário, peso e altura
   - Sinais vitais: pulsos radial e apical, T, R, PA (características e valores)
   - Condições dos segmentos: limpeza, lesões, secreções, cor, forma, temperatura, motilidade, acuidade dos sentidos, distribuição dos pelos, próteses, deformidades e ausência de segmentos
   - Condições da rede venosa e dos músculos parenterais
   - Cabeça: couro cabeludo, face, órgãos dos sentidos e cavidade bucal
   - Pescoço, membros superiores e inferiores
   - Tronco anterior: tórax, abdome e órgãos genitais
   - Tronco posterior: tórax, lombossacra, nádegas e ânus
   - Queixas
5. O que gostaria de perguntar?
6. Impressões do enfermeiro sobre o paciente
7. Dados clínicos de interesse para a enfermagem.

### Histórico de enfermagem 2

Nome: _____ Registro: _____ Enf.: _____ Leito: _____

1. Identificação: nome, idade, gênero, etnia, estado civil (quantidade e idade dos filhos), escolaridade, ocupação, profissão (inclui cônjuge), religião (praticante), procedência, naturalidade e nacionalidade, data de admissão, diagnóstico, por onde foi admitido

2. Percepções e expectativas:
   - O que o incomoda – preocupações, medo, problemas
   - O que sabe sobre a doença e o tratamento, experiências anteriores
   - O que espera da instituição e da equipe de saúde

3. Atendimento das necessidades básicas (padrões, hábitos, frequência, horários etc.):
   - Sono e repouso
   - Exercícios e atividades físicas
   - Alimentação e hidratação
   - Eliminações
   - Cuidado corporal
   - Habitação (localização, cômodos, água, esgoto, lixo [saneamento básico], gás encanado ou não, eletricidade, animais domésticos, presença de insetos, quintal, jardim etc.)
   - Sexualidade e reprodução
   - Recreação
   - Religião
   - Hierarquia familiar
   - Atividade profissional
   - Atividade na comunidade
   - No que a doença, ou seja, a hospitalização, afetou os hábitos, a atividade profissional etc.
   - Como espera ser ajudado
   - Educação à saúde: tabagismo, consumo de álcool, uso de medicamentos, alergias e imunizações
   - Exames médico e odontológico periódicos

4. Exame físico:
   - Condições gerais: descrever aspecto geral, expressão facial, estado mental, locomoção, postura, vestuário, peso e altura
   - Sinais vitais: T, P, R, PA e pulso apical (características e valores)
   - Condições dos segmentos (limpeza, lesões, secreção, cor, forma, temperatura, turgor, motilidade, acuidade, distribuição dos pelos, próteses, deformidades ou ausência de segmentos)
   - Condições da rede venosa e músculos para injeção
   - Cabeça: couro cabeludo, face, órgãos dos sentidos e cavidade bucal

- Pescoço: membros superiores e inferiores
- Tronco anterior: tórax, abdome e genitais
- Tronco dorsal: tórax, região lombossacra, nádegas e região anal
- Queixas

5. O que gostaria de perguntar?
6. Impressões do entrevistador sobre o paciente
7. Dados clínicos de interesse para a enfermagem.

## ■ Diagnóstico de enfermagem

*No diagnóstico de enfermagem, mediante análise do histórico, identificam-se os problemas de enfermagem*

É a segunda fase do processo da enfermagem. Analisando os dados coletados no histórico, são identificados os problemas de enfermagem. Estes, em nova análise, levam à identificação das necessidades básicas afetadas e do grau de dependência do paciente em relação à enfermagem, para seu atendimento.

Segundo Faye Abdellah:

"Diagnóstico de enfermagem é a determinação da natureza e extensão dos problemas de enfermagem apresentados pelos pacientes ou pela família, os quais recebem cuidados de enfermagem."

Para Virginia Bonney, o diagnóstico de enfermagem:

"É uma avaliação, dentro da estrutura dos conhecimentos atuais, da condição do indivíduo como um ser humano total, incluindo aspectos físicos, fisiológicos e de comportamento."

Tentamos, no início de nossas investigações sobre o processo de enfermagem, utilizar estes dois conceitos sobre diagnóstico, mas nenhum deles se mostrou operacional. Há pacientes que têm mais de 50 problemas, de modo que não é prático enumerá-los para chegar a uma conclusão; o conceito de Bonney não é prático e não conduz a uma solução viável.

*O diagnóstico de enfermagem comporta duas dimensões: identificar as necessidades e determinar o grau de dependência*

Enunciamos a seguir o nosso conceito; talvez não seja o ideal, mas é praticável, leva a uma conclusão e tem sua base teórica na teoria das necessidades humanas básicas. Assim, diagnóstico de enfermagem consiste na identificação das necessidades básicas do ser humano que precisa de atendimento e na determinação, pelo enfermeiro, do grau de dependência deste atendimento em natureza e extensão.

Pela própria conceituação de enfermagem, considera-se que o diagnóstico comporta duas dimensões: identificar as necessidades e determinar o grau de dependência.

Quanto à natureza, o grau de dependência pode ser:

- **Total**: na dependência total, está implícita a extensão, e a natureza compreende tudo aquilo que a enfermagem faz pelo ser humano quando este não tem condições de fazer por si, seja qual for a causa
- **Parcial**: na dependência parcial, a assistência de enfermagem pode situar-se em termos de *ajuda, orientação, supervisão* e *encaminhamento*, havendo uma ordenação sequencial e inter-relacionada desta assistência, ou seja, quando a dependência é de ajuda, esta implica necessariamente orientação, supervisão e encaminhamento, quando couber.

## Modelo operacional para determinar a dependência de enfermagem em natureza e extensão

Tendo-se a preocupação constante de conceder adequação pragmática à determinação de enfermagem em natureza e extensão, estudou-se uma tabela-índice que procura simplificar, operacionalizando, a determinação da dependência de enfermagem.

Em 1972, no 24º Congresso Brasileiro de Enfermagem, foi apresentada uma primeira tentativa de dimensionar qualitativa e quantitativamente a dependência de enfermagem: quanto à natureza em Total e Parcial, quanto à extensão qualitativa em Total-Fazer e Parcial-Ajudar, Orientar, Supervisionar e Encaminhar. Quantitativamente, a dependência parcial foi expressa em graus crescentes com base na capacidade do paciente em participar do cuidado a ele prestado, sendo determinados cinco estágios (1, 2, 3, 4, 5).

Em 1974, em um trabalho publicado, reduziram-se as subdivisões classificadoras para quatro graus, atribuindo-lhes os valores 1, 2, 3, 4. A determinação desses valores era empírica, resultante da experiência de cada enfermeiro e do seu conhecimento a respeito do paciente.

Estudando o procedimento utilizado por Apgar para avaliação do recém-nascido, os de Aldrete e Kroulik e Posso para definir o índice de recuperação pós-anestésica e os de Norton MacLaren

---

*O diagnóstico, em enfermagem, comporta duas dimensões: identificar as necessidade e determinar o grau de dependência*

---

*Com finalidade de adequação pragmática, propôs-se um modelo operacional para determinar a dependência de enfermagem em natureza e extensão*

# Capítulo 2 | Processo de Enfermagem

**Tabela 2.2** Indicadores para determinação da dependência em extensão

| | |
|---|---|
| 0 (zero) | Independente |
| até 6 pontos | Grau 1 |
| 7 a 12 pontos | Grau 2 |
| 13 a 18 pontos | Grau 3 |

e Exton Smith para o risco de adquirir escaras, vislumbrou-se a possibilidade de elaborar, também, uma tabela-índice para a determinação da dependência em extensão. Para essa tabela, utilizam-se os indicadores e valores indicados na Tabela 2.2.

Descreve-se a seguir cada indicador e seus valores de classificação (Tabela 2.3).

- **Conhecimento**: o que o indivíduo conhece sobre o atendimento das necessidades básicas. Classificação:
  - *Correto*: conhecimento completo e certo sobre o atendimento
  - *Semicorreto*: alguns conhecimentos certos, porém incompletos
  - *Ignora*: nada sabe sobre o atendimento ou é impossível, para o enfermeiro, ter dados sobre este conhecimento (inconsciente)
- **Deambulação**: capacidade do indivíduo de locomover-se no espaço para atender às suas necessidades básicas. Classificação:
  - *Ambulante*: deambulação sem empecilhos
  - *Ambulante com auxílio*: deambula com dificuldade, necessitando do auxílio de outra pessoa, apoios, entre outros
  - *Maca ou cadeira*: a deambulação se faz com auxílio de maca ou cadeira de rodas
  - *Acamado*: não deambula, permanece no leito
- **Motilidade**: capacidade do indivíduo de movimentar os segmentos corporais visando atender às suas necessidades básicas. Classificação:
  - *Total*: todos os segmentos têm livre movimentação
  - *Parcial*: alguns segmentos não têm condições de movimentação; esta imobilidade pode ser dos membros inferiores ou superiores, do tronco ou da cabeça
  - *Mínima*: movimenta um segmento ou, no máximo, dois
  - *Nenhuma*: incapaz de movimentar livremente qualquer segmento

---

▼

**Conhecimento**

Refere-se ao que o indivíduo conhece sobre o atendimento das necessidades básicas

---

▼

**Deambulação**

Capacidade do indivíduo de locomover-se para atender às suas necessidades básicas

---

▼

**Motilidade**

Capacidade do indivíduo de movimentar os segmentos corporais para atender às suas necessidades básicas

## Estado mental
Condições mentais que permitam o atendimento correto das necessidades básicas

- **Estado mental**: condições mentais que permitam o atendimento correto e completo das necessidades básicas. Classificação:
  - *Consciente*: em pleno gozo de todas as suas funções mentais
  - *Desorientado no tempo e no espaço*: condição variável de funcionamento mental, às vezes plena consciência seguida de episódios de desconhecimento de sua situação auto e alopsíquica
  - *Semiconsciente*: condições de torpor, grande dificuldade em se tornar consciente de suas necessidades
  - *Fases de inconsciência*: apresenta por vezes fases de inconsciência, de curta ou média duração, sem chegar à dependência total

## Condições ambientais
Todas as condições ambientais que possibilitam ao indivíduo atender às suas necessidades

- **Condições ambientais**: referem-se a todas as condições do ecossistema que possibilitam ao indivíduo atender correta e completamente às suas necessidades, tais como: ambiente físico, normas, regulamentos, grupo social, família, clima e outras condições do ecossistema. Classificação:
  - *Favorável*: o ecossistema propicia todas as condições para que o indivíduo satisfaça correta e completamente às suas necessidades
  - *Semifavorável*: o ecossistema antepõe algumas restrições para o pleno atendimento das necessidades
  - *Difícil*: o ecossistema antepõe muitas restrições, dificultando o atendimento das necessidades
  - *Desfavorável*: o ecossistema impede totalmente o atendimento das necessidades

## Condições socioeconômicas
Todas as condições sociofinanceiras que possibilitam ao indivíduo atender às suas necessidades

- **Condições socioeconômicas**: referem-se a todas as condições sociais e financeiras que possibilitam ao indivíduo atender correta e completamente às suas necessidades, tais como: escolaridade, ocupação, cultura, renda familiar ou pessoal, procedência etc.
  - *Muito boa*: Ensino Médio como escolaridade mínima e renda familiar com fundo de reserva, casa própria etc.
  - *Boa*: Ensino Fundamental completo como escolaridade mínima e renda familiar que permita cobrir todas as despesas de manutenção sem sacrifício de atendimento das necessidades básicas psicossociais
  - *Regular*: Ensino Fundamental incompleto como escolaridade mínima e renda familiar que permita cobrir estritamente o indispensável para viver, exigindo, às vezes, sacrifícios de algumas necessidades psicossociais, tais como recreação, lazer etc.

## Capítulo 2 | Processo de Enfermagem

**Tabela 2.3** Modelo operacional para determinar a dependência de enfermagem em natureza e extensão

| Indicador Valor | Conhecimento | Deambulação | Motilidade | Estado mental | Condições ambientais | Condições socioeconômicas |
|---|---|---|---|---|---|---|
| 0 | Correto | Ambulante | Total | Consciente | Favorável | Muito boa |
| 1 | Semicorreto | Ambulante com auxílio | Parcial | Desorientação no tempo e espaço | Semifavorável | Boa |
| 2 | Incorreto | Maca ou cadeira | Mínima | Semiconsciência | Difícil | Regular |
| 3 | Ignora | Acamado | Nenhuma | Fases de inconsciência | Desfavorável | Má |

◦ *Má*: analfabetismo ou semialfabetizado, condições financeiras que não cobrem o atendimento das necessidades psicobiológicas ou absolutamente sem renda familiar.

Ainda no intuito de favorecer a visualização do grau de dependência (valor) pelo enfermeiro e sua equipe, uma vez calculado o grau de dependência, este poderá ser representado por um círculo dividido em quadrantes: para representar o grau 1, preenche-se um quadrante; o grau 2, dois quadrantes; o grau 3, três quadrantes; e a dependência total corresponderia, por sua vez, ao preenchimento completo do círculo (Figura 2.2).

Recomenda-se às instituições de saúde que aplicam o processo de enfermagem a inclusão deste modelo a título experimental para verificar sua validação e sucessiva implantação, divulgando-se, se possível, os resultados obtidos.

## Representação gráfica

Na aplicação do processo de enfermagem, observou-se que o enfermeiro se depara com grande dificuldade em estabelecer o diagnóstico de enfermagem. Essa dificuldade tem sido relatada

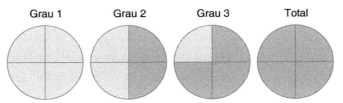

Figura 2.2 Níveis de dependência de enfermagem.

nas instituições de saúde que já aplicam o processo em todas as suas fases. Pode-se atribuí-la a várias causas: desconhecimento dos sintomas (problemas de enfermagem) e de necessidades básicas alteradas, em especial no nível psicossocioespiritual; desconhecimento da nomenclatura das necessidades básicas; distinção entre problemas de enfermagem e necessidades básicas; distinção entre tratamento de enfermagem e necessidade básica.

Sabe-se, em contrapartida, que a literatura, tanto nacional como internacional, é insuficiente a respeito dessa temática.

Reconhece-se que a enfermagem como ciência só agora está se desenvolvendo: as teorias de enfermagem norte-americanas não definem claramente o ente da enfermagem. Os inúmeros modelos de processos de enfermagem em uso nos EUA não têm fundamentação teórica; o diagnóstico de enfermagem é vago e impreciso, praticamente inoperante.

> A literatura, tanto nacional quanto internacional, é insuficiente no que se refere à dificuldade de definição do diagnóstico de enfermagem pelo enfermeiro

O diagnóstico de enfermagem, função específica do enfermeiro, tem sido objeto de estudos e discussões dada a sua complexidade e o estado de evolução em que se encontra a enfermagem.

> O diagnóstico de enfermagem é função específica do enfermeiro e consiste em objeto de estudos e discussões

Tendo como fundamento teórico a teoria das necessidades humanas básicas, desenvolveu-se um conceito de diagnóstico de enfermagem, que é operacional e atende, no momento, às necessidades profissionais.

Verifica-se, entretanto, que este diagnóstico é de composição complexa e extensa, pois enumera as necessidades básicas que estão alteradas em natureza e extensão. Por esse motivo, estudam-se e investigam-se síndromes de enfermagem que mais concisamente incluirão a interligação de necessidades básicas comuns e sempre presentes em determinadas condições do ser humano.

Propõe-se a representação gráfica do diagnóstico de enfermagem, o que é possível e tornará mais clara sua apresentação. A representação gráfica possibilita a visualização das condições do paciente, bem como mostra a flexibilidade do diagnóstico, a evolução e o prognóstico. A Figura 2.3 apresenta um modelo de representação gráfica, por si só explicativo.

Na primeira coluna da tabela, são enumeradas as necessidades identificadas a serem atendidas. Nas colunas restantes, procura-se quantificar a dependência, sendo que, no caso de dependência parcial, em cada natureza de assistência – ajuda, orientação, supervisão

# Capítulo 2 | Processo de Enfermagem

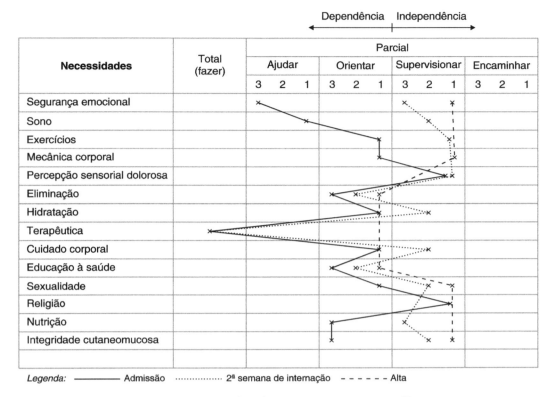

Figura 2.3 Diagnóstico de enfermagem – representação gráfica.

e encaminhamento – ainda se estabelecem graus (de 1 a 3) como objetivo de melhor quantificação (determinar a extensão).

Assim, no exemplo apresentado, quanto à necessidade de segurança emocional, o paciente estaria em dependência parcial, devendo receber ajuda de maior intensidade possível quando de sua admissão. No gráfico (Figura 2.3), tal situação seria assinalada no item específico: *Ajudar* 3. Na segunda semana de internação, quanto a esta mesma necessidade, a intensidade da dependência diminui, situando-se na assistência de *Supervisão* 3. Finalmente, na alta, passaria a *Supervisão* 1.

A análise qualitativa e quantitativa de todas as necessidades apresentadas na tabela-gráfico será idêntica.

No momento da admissão, se forem unidos por segmentos de reta os pontos indicativos das dependências diagnosticadas, chega-se à visão global gráfica do aspecto assistencial diagnosticado.

A utilização de traços em cores ou tracejados diferentes com significado indicado em legenda apropriada possibilitará também a visão global do processo evolutivo assistencial durante a internação. Pode-se, assim, perceber no exemplo citado a tendência de aproximação dos pontos ou dos gráficos indicativos correspondentes a situações mais próximas à recuperação, ou seja, a de independência total.

## Metodologia

A metodologia para se chegar ao diagnóstico de enfermagem pode ser esquematizada como na Figura 2.4.

Como exemplo da análise do comportamento, têm-se dois tipos de paciente; os dois apresentam dor, irritabilidade, agressividade, humor instável, ansiedade, tensão. Em um exame mais profundo, encontra-se em um deles o sintoma de frustração; chega-se, então, à conclusão de que o primeiro apresenta um problema físico e o segundo, problema emocional profundo. Se o tratamento fosse igual para os dois, com base na sintomatologia aparente, haveria mau êxito em um deles, pois as causas são profundamente diversas.

O diagnóstico de enfermagem é flexível e, de acordo com a evolução do paciente, pode mudar radicalmente.

> O diagnóstico de enfermagem é flexível: pode mudar de acordo com a evolução do paciente

## ■ Plano assistencial

É a determinação global da assistência de enfermagem que o ser humano deve receber diante do diagnóstico estabelecido.

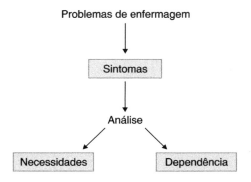

Figura 2.4 Metodologia para o diagnóstico de enfermagem.

# Capítulo 2 | Processo de Enfermagem

**Plano assistencial**
Resulta da análise do diagnóstico e define a assistência de enfermagem a ser prestada

O plano assistencial resulta da análise do diagnóstico de enfermagem, examinando-se os problemas de enfermagem, as necessidades afetadas e o grau de dependência.

Em primeiro lugar, colocam-se todos os cuidados referentes às necessidades cujas categorias, classificadas conforme o grau de dependência, seriam *total* (T) e *ajudar* (A), sob o título geral de *fazer* e *ajudar*. Preferimos agregar esses cuidados em uma única categoria, porque, na prática, torna-se difícil separá-los. O cuidado deve ser prescrito de maneira geral, por exemplo: xampu 1 vez/semana, T.P.R. 3 vezes/dia. Os detalhes constarão da prescrição diária de enfermagem, por exemplo: fazer xampu quarta-feira; T.P.R. às 8h, 14h e 20h.

A seguir, sob o título de *orientação* (O), serão colocadas todas as orientações e explicações que estão categorizadas como dependência (O) e aquelas que couberem a *total* (T) e *ajudar* (A).

Sob o título *supervisão* (S), entram todas as observações a serem feitas, os controles, a supervisão das orientações dadas; nesta prescrição, caberão todos os cuidados cujas necessidades estão com dependência S, T, A e O.

Como *encaminhamento* (E), quando houver, estarão incluídos os cuidados das dependências E, T, O e S.

À medida que os cuidados prescritos forem efetuados, será feita uma checagem na prescrição do plano assistencial. Se novas necessidades surgirem, o plano assistencial poderá ser acrescido dos novos cuidados a serem implementados. Na consulta de enfermagem, o plano assistencial será mais detalhado, pois substituirá o plano de cuidados (prescrição de enfermagem).

## ■ Plano de cuidados ou prescrição de enfermagem

**Plano de cuidados**
Roteiro diário que coordena a ação da equipe de enfermagem

É o roteiro diário (ou aprazado) que coordena a ação da equipe de enfermagem nos cuidados adequados ao atendimento das necessidades básicas e específicas do ser humano.

A forma de apresentação irá variar de acordo com a metodologia empregada. Se for usado o plano de cuidados, este deverá ser precedido da enumeração dos cuidados prioritários e obedecerá à disposição, quando possível, dos modelos aqui apresentados. A prescrição de enfermagem deverá ter como base os cuidados prioritários, mesmo que estes não estejam escritos; poderá existir uma folha somente para a prescrição de enfermagem ou esta usará a própria folha de prescrição médica, desde que seja norma estabelecida pela instituição.

Segundo Lygia Paim, a prescrição deve ser redigida como um objetivo operacional e o verbo utilizado sempre no infinitivo, traduzindo a ação correspondente ao nível de dependência de enfermagem.

> A prescrição deve ser redigida como um objetivo operacional, com o verbo sempre no infinitivo

Assim, quando a dependência for *total*, os verbos deverão indicar o que fazer pelo paciente, por exemplo: aplicar, banhar, executar, hidratar, ministrar, pesar etc.

Quando a dependência corresponder à *ajuda*, poderão ser usados os seguintes verbos: ajudar, acompanhar, auxiliar, facilitar, fornecer, permitir etc.

Os seguintes verbos poderão ser utilizados quando a dependência situar-se em nível de *orientação*: orientar, esclarecer, debater, discutir, explicar, informar etc.

Quando a dependência referir-se à *supervisão*, o verbo usado deverá corresponder à ação de observar e controlar: observar, controlar, avaliar, inspecionar, supervisionar etc.

Na dependência de *encaminhamento*, poderão ser empregados os seguintes verbos: encaminhar, levar, conduzir, dirigir etc.

A prescrição precisa ser concisa, clara e específica. Quando for prescrita mudança de decúbito, deverão ser explicitadas as posições indicadas com os respectivos horários; assim também serão prescritos os locais para injeção intramuscular, obedecendo ao rodízio, quando assim for necessário.

> A prescrição deve ser clara, concisa e específica

As prescrições deverão ser verificadas quando realizadas. Sempre que necessário, será feita e anotada a observação referente à avaliação do cuidado prestado.

## ■ Evolução de enfermagem

> **Evolução de enfermagem**
> Relato diário ou periódico de mudanças no paciente sob assistência

É o relato diário ou periódico das mudanças sucessivas que ocorrem no ser humano enquanto estiver sob assistência profissional. A evolução é, em suma, uma avaliação global do plano de cuidados (prescrição de enfermagem implementada).

Deve-se anotar inicialmente a avaliação global do plano de cuidados (prescrição de enfermagem), os dados subjetivos seguidos pelos dados objetivos. Caso seja identificado um novo problema de enfermagem, avaliar se trata-se de sintoma das necessidades já identificadas ou do surgimento de uma nova necessidade a ser diagnosticada. A redação deve ser clara, sucinta e evitar a mera repetição das observações já anotadas na avaliação dos cuidados especificados no plano de cuidados (prescrição de enfermagem).

Da evolução poderão advir mudanças no diagnóstico de enfermagem, no plano assistencial e no plano de cuidados (prescrição de enfermagem). Essas mudanças visam melhorar a assistência de enfermagem prestada ao paciente e, consequentemente, elevar o nível de atendimento em qualidade e quantidade. A evolução exerce um verdadeiro controle sobre a qualidade e a quantidade do atendimento, fornecendo dados para a supervisão da equipe auxiliar.

> A evolução pode levar a mudanças que visam melhorar a assistência de enfermagem em qualidade e quantidade

## ■ Prognóstico de enfermagem

> **Prognóstico de enfermagem**
> Capacidade do paciente em atender às suas necessidades após implantação do plano assistencial

É a estimativa da capacidade do ser humano em atender às suas necessidades básicas após a implementação do plano assistencial e à luz dos dados fornecidos pela evolução de enfermagem.

O prognóstico indicará as condições que o paciente atingiu na alta médica: Ele chegou a total independência? Está dependente no que e quanto?

Um bom prognóstico é aquele que leva ao autocuidado, portanto, à independência de enfermagem; um prognóstico sombrio é aquele que se dirige para a dependência total.

O prognóstico é, também, um meio de avaliação do processo em si, mensura todas as fases e chega a uma conclusão.

## ■ Consulta de enfermagem

O enfermeiro, ao atender o indivíduo não hospitalizado aparentemente sadio ou o paciente em tratamento ambulatorial, poderá aplicar o processo de enfermagem e, quando o faz, está realizando uma consulta de enfermagem.

**Consulta de enfermagem**
Representa a aplicação do processo de enfermagem

Considera-se, pois, como conceito operacional neste trabalho, a consulta de enfermagem como a aplicação do processo de enfermagem; portanto, a assistência profissional prestada ao indivíduo aparentemente sadio ou em tratamento ambulatorial.

Foram realizadas 60 consultas de enfermagem em indivíduos aparentemente sadios, em um grupo etário de 18 a 28 anos, sendo 58 mulheres e 2 homens.

O histórico de enfermagem utilizado constou das seguintes partes: dados de identificação, percepções e expectativas, atendimento das necessidades básicas, exame físico, queixas e o que gostaria de perguntar, impressões do enfermeiro sobre o paciente, dados clínicos de interesse para a enfermagem.

Os dados foram obtidos em entrevista informal e, à medida que os problemas de enfermagem surgiam, já eram assinalados no próprio relatório.

**Identificados os problemas de enfermagem, parte-se para a análise a fim de se chegar ao diagnóstico de enfermagem**

Uma vez identificados os problemas de enfermagem, partiu-se para a análise a fim de chegar ao diagnóstico de enfermagem (em alguns casos, provisório). O plano assistencial elaborado com a participação do próprio paciente já foi iniciado e implementado durante a consulta.

Verificou-se que não havia obrigatoriedade de um plano de cuidados, tal como vem sendo normalmente recomendado; o próprio plano assistencial, um pouco mais detalhado, possibilita sua implementação imediata. Como é o próprio profissional que executa o plano assistencial, não há também premência em determinar a extensão da dependência, apenas sua natureza.

O tempo médio despendido foi de 1 hora para a primeira consulta e de 10 a 15 minutos para as consultas subsequentes. Estas permitiram a avaliação do processo e forneceram elementos para a evolução e o prognóstico do paciente.

No grupo consultado, foram identificadas 28 necessidades afetadas por indivíduo, e a média de nove. As necessidades mais afetadas em ordem decrescente foram: mecânica corporal, educação à saúde, segurança emocional, integridade cutaneomucosa, regulação vascular, nutrição, hidratação, regulação hormonal, oxigenação.

Este estudo possibilitou verificar a inter-relação entre as necessidades de eliminação, hidratação e nutrição. A eliminação associada à hidratação (9), à nutrição (9) e a ambas (8) não foi encontrada isoladamente em nenhum caso.

O plano assistencial consistiu basicamente em orientação, controle e encaminhamento.

Os encaminhamentos mais frequentes foram aos seguintes profissionais: clínico geral, ortopedista, ginecologista, endocrinologista, oftalmologista, odontólogo e psicólogo.

A partir dos pacientes encaminhados, foram identificados pelos especialistas distúrbios emocionais, bem como afecções renais, cardiológicas, ortopédicas e metabólicas.

Segue adiante a relação percentual das necessidades afetadas:

- **Mecânica corporal**: 92%
- **Educação à saúde**: 77%
- **Segurança emocional**: 67%
- **Integridade cutaneomucosa**: 67%
- **Regulação vascular**: 52%
- **Nutrição**: 50%
- **Hidratação**: 43%
- **Eliminação**: 43%
- **Regulação hormonal**: 33%
- **Oxigenação**: 33%
- **Cuidado corporal**: 28%
- **Sono e repouso**: 28%
- **Gregária**: 21%
- **Percepção dolorosa**: 20%
- **Percepção visual**: 19%
- **Comunicação**: 14%
- **Religiosa**: 12%
- **Socioeconômica**: 12%
- **Amor**: 8%
- **Percepção auditiva**: 5%
- **Regulação imunológica**: 5%
- **Autorrealização**: 3%
- **Sexualidade**: 3%
- **Integridade física**: 3%
- **Autoimagem**: 3%
- **Exercício e atividade física**: 1,5%
- **Recreação**: 1,5%
- **Filosofia de vida**: 1,5%.

## Modelo de consulta de enfermagem

1. Identificação: idade, gênero, etnia, estado civil (número e idade dos filhos), escolaridade, ocupação, profissão (incluir cônjuge ou pais), religião, procedência, nacionalidade e naturalidade.

2. Percepções e expectativas:
   - O que o incomoda (preocupações, medo, problemas), o que espera da instituição e da equipe de saúde
   - Experiências anteriores com problemas de saúde.

3. Atendimento das necessidades básicas (padrões, hábitos, frequências, horários, rituais, outros):
   - Sono e repouso
   - Exercícios e atividades físicas
   - Alimentação e hidratação
   - Eliminações
   - Cuidado corporal
   - Habitação (localização, cômodos, saneamento, eletricidade, gás encanado ou não, presença de animais, insetos, existência de quintal, jardim etc.)
   - Sexualidade e reprodução
   - Recreação
   - Religião
   - Hierarquia familiar, papéis que desempenha
   - Atividade profissional (estudantil)
   - Atividades na comunidade
   - Outros
   - Tem havido alguma alteração no atendimento dessas necessidades? Quando e como?
   - Educação à saúde: tabagismo, consumo de álcool, drogas ilícitas, medicamentos, alergias, imunizações, exames médico e odontológico periódicos.

4. Exame físico:
   - Condições gerais: descrever aspecto geral, expressão facial, estado mental, locomoção, postura, vestuário, peso e altura, sinais vitais: pulsos radial e apical, respiração, temperatura e pressão arterial (características e valores)
   - Condições dos segmentos: limpeza, lesões, secreções, cor, forma, temperatura, turgor, motilidade, acuidade dos sentidos, distribuição dos pelos, próteses, deformidades ou ausência de segmentos

# Capítulo 2 | Processo de Enfermagem

- Condições da rede venosa e músculos para injeção parenteral
- Cabeça: couro cabeludo, face, órgãos dos sentidos, cavidade bucal
- Pescoço, membros superiores e inferiores
- Tronco anterior: tórax, abdome, genitais
- Tronco posterior: tórax, lombossacra, nádegas, ânus
- Queixas.

5. O que gostaria de perguntar?
6. Impressões do enfermeiro sobre o paciente.
7. Dados clínicos de interesse para a enfermagem.

## ■ Síndromes de enfermagem

> **Síndrome**
> Consiste no conjunto de fatos, sinais e indicadores de um fenômeno

Segundo Caldas Aulete, "síndrome é o conjunto dos sistemas característicos de uma doença"; no entanto, a utilização deste vocábulo estendeu-se a diversas áreas científicas, significando sempre o conjunto de fatos, sinais e indicadores característicos de um determinado fenômeno.

As necessidades humanas básicas estão intimamente inter-relacionadas, de modo que a alteração de qualquer uma delas vai desequilibrar todas as demais em menor ou maior extensão. O ser humano é um todo não divisível; portanto, qualquer desequilíbrio na dinâmica de seus fenômenos vitais vai refletir-se em todo o organismo. Como o ser humano é um sistema aberto em contínua troca com o meio ambiente, qualquer desequilíbrio nele afetará também, em certa magnitude, o seu ecossistema.

> **Síndromes de enfermagem**
> Conjunto de necessidades básicas alteradas que configuram quadros característicos de determinada condição de desequilíbrio

Estudando-se a constância da alteração de determinadas necessidades básicas em alguns diagnósticos de enfermagem, vislumbrou-se a possibilidade de estabelecer síndromes de enfer-magem. Como já se afirmou anteriormente, qualquer alteração em uma necessidade básica afetará as demais em maior ou menor extensão. No diagnóstico de enfermagem, procura-se identificar aquelas que estão mais profundamente alteradas, sabendo-se de antemão que o organismo, retomando ao seu equilíbrio, terá todas as suas necessidades atendidas e restabelecerá a homeodinâmica dos fenômenos vitais. As síndromes de enfermagem correspondem ao conjunto de necessidades básicas alteradas, inter-relacionadas, que configuram um quadro característico, presente em determinadas condições de desequilíbrio do ser humano.

Passa-se a descrever algumas síndromes que já foram identificadas.

## Síndrome deambulatorial

Esta síndrome é característica do ser humano sem capacidade de se locomover, acamado seja qual for seu diagnóstico clínico. Pelo fato de não poder deambular, ele não tem condições de atender a uma série de necessidades que satisfaria em condições normais. Esse paciente apresentaria a síndrome deambulatorial, além de outras necessidades que estariam relacionadas com sua individualidade e o desequilíbrio orgânico que o levou ao estado de doença.

As necessidades básicas alteradas nesta síndrome são: locomoção; nutrição (não somente pelo fato de precisar se alimentar no leito, mas incluídas aqui também as alterações metabólicas provenientes de sua condição de acamado); eliminação (por ter de atender a essas necessidades no leito e pelas alterações resultantes da falta de exercício etc.); hidratação, oxigenação, cuidado corporal, exercício e atividades físicas; espaço (físico, psíquico, social, intrusão no espaço pessoal); independência e autoimagem. Em cada paciente aparecerão outras necessidades também consequentes do estado de acamado, mas estas poderão ser consideradas como específicas a cada caso, pois não são comuns a todos, por exemplo: recreação, religiosa; sociabilidade; atenção; mecânica corporal, postura, comunicação, integridade cutaneomucosa.

> **Síndrome ambulatorial**
> É característica do paciente acamado, incapacitado de se locomover

## Síndrome cirúrgica

Esta síndrome é característica do paciente que será submetido a tratamento cirúrgico. Em um período de, em média, 48 a 72h, ele passará de um estado de independência ao de dependência, logo retornando à independência se o pós-operatório for normal.

Esta síndrome inclui todas as necessidades que são alteradas durante o pré, o trans e o pós-operatório. As necessidades mais afetadas são: segurança (emocional e física); educação à saúde (preparo pré, trans e pós-operatório); formação religiosa; integridade cutaneomucosa; percepção sensorial dolorosa; oxigenação; eliminação; nutrição; regulação hidreletrolítica; regulação vascular e térmica; regulação imunológica; comunicação, mecânica corpo-

> **Síndrome cirúrgica**
> Característica do paciente que será submetido a tratamento cirúrgico

ral e postura. Dependendo de cada paciente e do tipo de cirurgia, poderão surgir em algumas fases as necessidades de deambulação, autoimagem, integridade física, além de outras que poderão ser acrescidas.

## Síndrome EHN

**Síndrome de EHN**
Alterações da necessidade de eliminação associada às de hidratação e nutrição, estas últimas conjuntas ou isoladas

Em estudo de indivíduos aparentemente sadios e acometidos, observou-se a constância das alterações da necessidade de eliminação associada às de hidratação e nutrição, estas últimas conjuntas ou isoladas. Ainda não foi identificada a necessidade de eliminação isolada. Esta tríade ou díade é muito frequente principalmente no que se refere à eliminação intestinal. Em indivíduos aparentemente sadios, a orientação de enfermagem tem sido eficaz no tratamento desta síndrome.

## Comentários

O assunto é polêmico e está sujeito a críticas, que serão muito bem acolhidas. Nosso intuito é desenvolver a ciência da enfermagem e simplificar o processo de enfermagem, tornando-o mais eficiente.

Em todas as instituições de saúde que já aplicam o processo de enfermagem, estudos poderão ser conduzidos no sentido de definir síndromes que são comuns a determinados grupos de pacientes, indivíduos aparentemente saudáveis, famílias e comunidades.

# 3

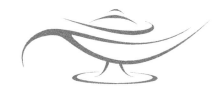

# Aplicação do Processo de Enfermagem

- Primeiro exemplo, *78*
- Segundo exemplo, *83*
- Terceiro exemplo, *88*
- Quarto exemplo, *92*

Serão apresentados a seguir quatro exemplos da aplicação do processo de enfermagem.

## ■ Primeiro exemplo

### Histórico de enfermagem

*Identificação*

Realizado na admissão. O. P. S., 37 anos, branca, casada, tem 2 filhas (7 e 5 anos). É católica praticante, brasileira, Ensino Fundamental completo, natural e procedente de São Paulo. Foi admitida pelo ambulatório, é a segunda internação no hospital. Diagnóstico clínico: incontinência urinária.

*Expectativas e percepções*

Tem medo de morrer e deixar as filhas; procurou deixar tudo em ordem em sua casa antes de ser internada. Gosta do hospital, embora não tenha ficado satisfeita com o atendimento prestado por algumas atendentes quando esteve internada pela primeira vez. Como teve muita dor de estômago e retenção urinária, as atendentes disseram-lhe que era "manha" de sua parte. Atribui sua doença ao último parto.

*Necessidades básicas*

- Sono agitado, acorda 3 a 4 vezes durante a noite e, depois, custa a retornar ao sono; faz repouso durante o dia, logo após o almoço
- Antes de casar trabalhava como tecelã, atualmente dedica-se ao lar; os únicos exercícios físicos que faz são os necessários à realização das atividades domésticas
- Alimenta-se bem, consome diariamente: feijão, arroz, carne, verduras cruas e cozidas, frutas, leite, pão. Gosta da maioria dos alimentos, embora sinta dor de estômago após as refeições. Ingeria muito líquido, mas agora os restringe voluntariamente, em virtude do problema urinário. Faz 4 refeições ao dia: desjejum às 7h, almoço às 11h, lanche às 15h e jantar às 19h. Informa mastigar e deglutir sem dificuldades
- Evacua a cada 2 dias, fezes secas e duras; emissão involuntária de urina aos pequenos esforços, como tossir, espirrar e abaixar-se.

Sente dor à micção. Toma banho diário pela manhã e, às vezes, banho de assento quando sente estrangúria. Lava a cabeça 1 vez por semana e escova os dentes após o almoço e o jantar
- Mora em casa própria com os seguintes cômodos: um quarto, sala e cozinha. A casa é abastecida pela rede de saneamento básico. Tem eletricidade, o lixo é recolhido pela prefeitura, usa fogão a gás. A casa tem um pequeno quintal e um jardim no qual planta alguns legumes
- Relata dispareunia, corrimento vaginal branco-amarelado em grande quantidade e dismenorreia
- Vive só para a família, seus parentes moram perto e costuma visitá-los frequentemente. Só visita os vizinhos quando estes se encontram doentes. Gosta de televisão, rádio, faz tricô e costura para a família
- É membro leigo da irmandade religiosa das zeladoras do Sagrado Coração de Jesus e costuma frequentar a igreja. Vai à missa todos os domingos
- Não faz exame médico periódico, só procura o médico quando está doente; lembra-se de ter sido vacinada somente contra varíola, e há muito tempo; não consulta-se com o odontólogo periodicamente.

*Exame físico*
- Temperatura: 36,8°C; pulso: 97 bpm, com características normais; respiração: 34 ipm, com características normais; PA: 115 × 70 mmHg
- Não é alérgica a medicamentos ou alimentos; não fuma nem consome bebidas alcoólicas
- Condições dos segmentos: pele íntegra, sem lesões, limpa; turgor e umidade normais; panículo adiposo normal. Apresenta sujidade no couro cabeludo e pequena quantidade de caspa
- Postura sentada e deitada com os segmentos anatomicamente alinhados; em posição ortostática, apresenta acentuação da cifose dorsal e lordose lombar que foi corrigida com a correção dos segmentos em posição anatômica
- Cavidade bucal com dentes limpos, sem mau hálito; usa prótese total na arcada superior; poucos dentes na arcada inferior, cárie do molar esquerdo e uma ponte fixa quebrada
- Usa óculos, tem dificuldade para visão de perto e de longe

- Músculos e rede venosa para medicação parenteral em boas condições
- Queixas: relatou ter dores de cabeça, estômago e à micção. Emissão involuntária de urina ao tossir, espirrar, assoar o nariz, abaixar-se e ao carregar qualquer objeto mais pesado; informa ser muito nervosa.

### Dados clínicos de interesse para a enfermagem

- Exame de fezes: *Tricocephalus trichiurus* e *Enterobius vermicularis*.
- Paciente será submetida a tratamento cirúrgico.

### Impressões do entrevistador

Paciente tensa, falando muito e em tom lastimoso. Durante toda a entrevista, mostrou-se preocupada com a saúde, as filhas e a casa.

## Diagnóstico de enfermagem

### Problemas de enfermagem

Incontinência, segunda internação. Medo de morrer e deixar as filhas. Na primeira internação, não ficou satisfeita com o tratamento prestado por algumas atendentes. Sono agitado, acorda 3 a 4 vezes e custa a dormir. Não faz exercícios físicos além das atividades domésticas. Dor no estômago após as refeições. Restringe líquidos por causa da incontinência. Evacua a cada 2 dias, fezes secas e duras. Dor à micção. Elimina urina aos pequenos esforços. Lava a cabeça 1 vez por semana, tem caspa e sujidade. Dispareunia. Corrimento vaginal brancoamarelado. Dismenorreia. É zeladora do Sagrado Coração de Jesus. Não faz exame médico periódico. Só procura o médico quando está doente e o odontólogo, quando sente dor. Postura corporal sofrível. Prótese da arcada superior. Dentes cariados. Ponte fixa quebrada. "Nervos". Cefaleia. Tensa. Preocupação com a saúde, as filhas e a casa. Verminose: tricocefalíase e enterobíase.

# Capítulo 3 | Aplicação do Processo de Enfermagem

## Diagnóstico de enfermagem

| Necessidades básicas | Grau de dependência |
|---|---|
| Segurança emocional | A2 |
| Sono | 01 |
| Exercícios | 01 |
| Mecânica corporal | 01 |
| Percepção sensorial dolorosa | S3 |
| Eliminação | 03 |
| Hidratação | 01 |
| Terapêutica | Total |
| Cuidado corporal | 01 |
| Integridade cutaneomucosa | 01 |
| Educação à saúde | 03 |
| Sexual | 01 |
| Religiosa | E1 |
| Nutrição | 01 |

## Plano assistencial

*Fazer e ajudar:* sinais vitais 2 vezes ao dia; cuidados pré e pós-operatórios; apoio emocional (dar atenção e escutá-la); não apoiar comportamentos de regressão; estimular comportamento de independência

*Orientar:* saúde mental, sono, exercícios, constipação intestinal e eliminações em geral, hidratação e nutrição; exame médico-odontológico periódico para ela e a família; cuidado com o couro cabeludo, lavar 2 vezes por semana; correção da posição ortostática; sexualidade; medicação, tratamento e diagnóstico; verminose; saneamento; usar recursos da comunidade

*Supervisionar:* eliminações intestinal e urinária; dores; mecânica corporal e demais orientações; comportamento e estado emocional; líquidos ingeridos, alimentação, sono

*Encaminhar:* à igreja, ao ginecologista, ao odontólogo e ao psicólogo

*Diagnóstico de enfermagem:* Dependência total para necessidades terapêutica e parcial: A2 – segurança emocional; 03 – eliminações e educação à saúde; 01 – sono, nutrição, sexual, exercícios, mecânica corporal, hidratação, cuidado corporal e integridade cutaneomucosa; S2 – percepção sensorial dolorosa e E1 – religiosa.

## Plano de cuidados para o primeiro dia de internação

| Data | Cuidados prescritos | Horário | Avaliação |
|---|---|---|---|
| 27/X | Orientação ao hospital, tratamento, enfermaria, rotinas | 14h | |
| | Apresentação à equipe de enfermagem e às companheiras de quarto | 14h30 | Mostrou-se interessada |
| | Lanche (observar aceitação) | 16 h | Tomou 1/2 xícara de café com leite e 2 biscoitos |
| | Repouso | | Ficou satisfeita e rezou durante cinco minutos |
| | Levar à capela | | |
| | Explicar a cirurgia e pedir sua colaboração nos cuidados pré e pós-operatórios | 16h30 | Perguntou sobre a anestesia |
| | Orientação sobre o cuidado com o couro cabeludo e os dentes e a mecânica corporal | | Procurou melhorar a posição ortostática |
| | Convidar para assistir à televisão | | Assistir à televisão (17h às 18h) |
| | Jantar. Observar aceitação | | Ingeriu toda a refeição servida |
| | Observar: queixas de dor, incontinência urinária, evacuações, hidratação e sono, comportamento e estado emocional | | Acordou 2 vezes durante a noite e foi urinar. Não evacuou |
| | | | Conversou com as companheiras da enfermaria. Aparentemente animada |

## Evolução de enfermagem

27/X – Admitida às 13h, plano prescrito· foi executado. Não evacuou, levantou 2 vezes durante a noite e foi urinar. Aparentemente adaptada às companheiras de enfermaria e ao ambiente hospitalar. Informou ter tido cefaleia durante a noite.

28/X – Será operada amanhã. Cabeça limpa e sem caspa após o banho. Recebeu cuidados pré e pós-operatórios e colaborou. Lavagem intestinal com eliminação de grande quantidade de fezes. Foi levada à capela para rezar. Ingeriu com apetite todas as refeições servidas. Ainda demonstrando tensão quanto à cirurgia, foi novamente orientada.

29/X – Cuidados pré-operatórios, foi direcionada ao centro cirúrgico. Aparentemente tranquila, sob a ação do pré-anestésico. Bom estado geral, sinais vitais normais durante todo o pós-operatório imediato; pálida. Está com sonda de Foley. Consciente, foram reforçados os aspectos psicológicos de segurança e atenção. Recebeu a visita do marido.

30/X – Dormiu aparentemente tranquila. Aceitou o chá e 2 biscoitos, teve náuseas logo em seguida. Relata dor na vagina e uretra e vontade de urinar. Recebeu orientações sobre a ação da sonda de Foley. Sinais vitais normais. Movimenta-se no leito. Aceitou toda a dieta leve.

31/X – Acordou várias vezes durante a noite. Sente dor na região lombar direita. A sonda de Foley foi retirada. Já eliminou gases. Ordem médica para levantar. Lipotimia ao levantar do leito. Massagem na região lombar. Recebeu orientação sobre verminose, exames médico e odontológico e imunizações. Urinou espontaneamente, informa ter se sentido mal no sanitário. Assistiu à televisão durante 30 minutos. Aceitou toda dieta branda que recebeu. Sinais vitais normais.

1/XI – Acordou 1 vez durante a noite. Urinou espontaneamente. A dor lombar melhorou após massagem nas regiões lombar e abdominal. Eliminou pequeno volume de fezes. Queixa-se de dor à micção e na incisão. Sem apetite, só quis ingerir líquidos; sente muita sede. Sinais vitais normais. Recebeu orientações sobre eliminações e necessidade sexual. Foi encaminhada ao ginecologista e ao odontólogo. A família trouxe material para crochê. Fez crochê e assistiu à televisão.

2/XI – Informa ter dormido durante toda a noite. Sente mais apetite e aceitou parte da dieta geral nas refeições. Disúria. Sente dor no hipocôndrio direito após as refeições. Recebeu orientações sobre sono, exercícios, nutrição e utilização dos recursos da comunidade. Iniciado o preparo para alta.

3/XI – Aparentemente, corrigiu a postura em posição ortostática; reforço da aprendizagem. Ainda com disúria, continua sentindo dor após alimentar-se. Sinais vitais normais. Evacuou após automassagem abdominal. Aceitou todas as refeições de dieta geral. Urina com características normais.

4/XI – Terá alta amanhã; mostrou-se ansiosa com o curativo e a disúria. Acordou várias vezes durante a noite. Recebeu toda a orientação necessária para a alta, o retorno ao ambulatório e os cuidados no domicílio. Mais tranquila, continua com disúria e queixa-se de dor na incisão. Foram retirados os pontos alternados.

5/XI – Dormiu durante toda a noite. Relatou melhora da disúria. Foram retirados os demais pontos da incisão. Foi encaminhada ao psicólogo. Recebeu orientações sobre saúde mental e foram reforçadas as informações repassadas anteriormente. Alta às 16h. Mostrou-se muito satisfeita com a atuação da equipe de enfermagem.

## Prognóstico de enfermagem

Dependência parcial: O1 – educação à saúde e eliminações; S1 – sexual, mecânica corporal, integridade cutaneomucosa e segurança emocional.

# ■ Segundo exemplo

## Histórico de enfermagem

### Identificação

J. A. R., 41 anos, branco, casado, tem 2 filhos (6 e 8 anos), brasileiro colocador de azulejos há 13 anos, Ensino Fundamental incompleto, residente em São Paulo, zona urbana, e natural de Sergipe. Foi admitido pelo ambulatório, é a primeira internação no hospital. Diagnóstico clínico: retocolite ulcerativa idiopática.

### Expectativas e percepções

Está em tratamento há 2 anos; considera que a doença não é passageira nem grave, mas não acha bom. Tem medo de "operar"; submeteu-se à cirurgia em virtude de hemorroida em outro hospital e não gostou; tem "cisma" de hospital.

## Necessidades básicas

- Dorme 8 horas por noite, repousa 1 hora durante o dia
- Atividade física limita-se ao trabalho
- Alimenta-se bem, consome alimentos bem cozidos; quantidade pouco significativa de verduras, raramente toma leite. Consome diariamente arroz, feijão, café e pão; ingere 2 copos de líquidos por dia
- Evacuava normalmente; há 2 anos, repentinamente, começou a evacuar com sangue; às vezes, até 15 defecações diárias. Urina normalmente
- Toma banho diariamente pela manhã ou à noite, escova os dentes 2 vezes ao dia
- Atividade sexual normal
- Mora em casa própria com 1 quarto, sala e cozinha. Água de poço canalizada, fossa séptica. A casa tem energia elétrica, e o lixo é recolhido pela prefeitura
- Assiste à televisão, lê pouco e não costuma ouvir rádio
- Quer muito bem à família e aos filhos. Já foi congregado mariano; atualmente, está afastado da igreja, mas crê e tem fé em Deus
- Trabalha por conta própria e tem um ajudante
- Só tomou uma vez a vacina antivariólica; consulta-se com o odontólogo ou médico quando tem dor ou se sente doente.

## Exame físico

- Ambulante, pálido, emagrecido
- Orientado auto e alopsiquicamente, músculos faciais contraídos, olhando o interlocutor. Vestes limpas, boa postura em todos os decúbitos
- Peso: 53,100 kg; altura: 1,60 m; temperatura: 37°C; pulso: 66 bpm, com irregularidade na amplitude; respiração: 20 ipm, com características normais; PA: 108 × 60 mmHg
- Não fuma nem consome bebidas alcoólicas; é alérgico ao material que utiliza no trabalho
- Pele limpa, seca, sujidade na cicatriz umbilical
- Lesão no olho direito, com perda parcial da visão
- Cavidade bucal com dentes sujos e cariados, sangramento da gengiva durante a escovação, ausência de molares e pré-molares superiores e inferiores, língua saburrosa. Informa mastigar e deglutir sem dificuldades

# Capítulo 3 | Aplicação do Processo de Enfermagem

- Músculos para medicação parenteral eutróficos; rede venosa superficial visível nos membros superiores e inferiores
- Queixa-se de diarreia com sangue, às vezes evacua 15 vezes pela manhã; tenesmo, dor na região sacrococcígea e "nervosismo".

## Impressões do entrevistador

Paciente tenso, ansioso; expressa-se com facilidade; interesse em aprender; aparentemente não crê na possibilidade de cura.

| Problemas de enfermagem | Diagnóstico de enfermagem | | Plano assistencial |
|---|---|---|---|
| | Necessidades básicas | Grau de dependência | |
| Tensão, ansiedade, "nervosismo" | Eliminação intestinal | S3 | *Fazer e ajudar:* ouvir, aceitar, procurar |
| Diarreia com sangue até 15 vezes ao dia | Segurança emocional | A2 | identificar causas do nervosismo e da tensão; exercícios de relaxamento |
| Tenesmo | Nutrição | O2 | da musculatura perineal; aplicar |
| Dor na região sacrococcígea | Hidratação | O2 | medicação analgésica prescrita se a |
| Medo de submeter-se à cirurgia | Oxigenação | S1 | dor não ceder com o relaxamento; |
| "Cisma" de hospital | Percepção sensorial visual | E1 | usar creme hidratante após o banho; |
| Descrença no tratamento | Percepção sensorial dolorosa | A1 | peso diário; TPR e PA 2 vezes ao dia; |
| Lesão no olho direito e perda de acuidade (parcial) | Cuidado corporal | O2 | preparo para radiografia de colo, |
| Emagrecimento, palidez | Integridade cutaneomucosa | O2 | biopsia retal e retossigmoidoscopia |
| Não faz exames de saúde | Educação à saúde | O3 | *Orientar:* ingestão de líquidos a cada 3 |
| Não faz imunizações | Terapêutica | Total | horas; alimentos nutritivos e dieta |
| Dentes sujos, cariados; ausência de molares e pré-molares | Regulação imunológica | E1 | equilibrada; cuidado corporal (banho, higiene oral); recreação e lazer; |
| Língua saburrosa | Regulação vascular? | S1 | uso de luvas no trabalho; exame |
| Sangramento das gengivas | Espaço? | S1 | de saúde periódico e imunizações; |
| Toma 2 copos de líquidos por dia | Recreação | O1 | doença e tratamento, cirurgia, |
| Alergia a cimento e à cal | | | funções do hospital e da equipe de |
| Irregularidade na amplitude do pulso | | | saúde; exercícios de relaxamento; |
| Pele seca | | | religião e recreação |
| Sujidade na cicatriz umbilical | | | *Supervisionar:* observar frequência |
| Ingestão insuficiente de vegetais e laticínios, mas consome café (mastiga bem?) | | | das eliminações e perda sanguínea; ingestão de líquidos e alimentos; limpeza da pele e boca, corte de |
| 1ª internação neste hospital | | | unhas e cabelos; efeitos da medica- |
| A doença não é passageira nem grave, mas não acha bom | | | ção; comportamento; estado da pele; dor; relacionamento com a família; |
| Filhos: 6 e 8 anos | | | exercícios de relaxamento; caracte- |
| Ensino Fundamental incompleto | | | rísticas do pulso |
| Casa com 1 quarto, sala e cozinha, poço e fossa séptica | | | *Encaminhar:* ao odontólogo, ao oftalmologista, ao psicólogo e ao |
| Lê pouco (visão) | | | assistente social |
| Trabalha por conta própria, com um ajudante | | | |

## Diagnóstico de enfermagem

Dependência total para a necessidade terapêutica: A2 – segurança emocional; A1 – percepção sensorial dolorosa; O3 – educação à saúde; O2 – nutrição, hidratação, cuidado corporal e integridade cutaneomucosa; S3 – eliminação intestinal; S1 – oxigenação e espaço; E1 – percepção sensorial visual e regulação imunológica.

As necessidades foram identificadas mediante análise dos problemas:

- Eliminação intestinal (tenesmo, diarreia, com sangue, retocolite ulcerativa)
- Segurança emocional (tensão, nervosismo, ansiedade, medo de submeter-se à cirurgia, "cisma" de hospital, descrença no tratamento)
- Nutrição (diarreia, perda sanguínea, emagrecimento, dieta pobre em verduras e leite e derivados, dentes cariados e ausência de molares e pré-molares)
- Hidratação (diarreia, pele seca, ingestão de líquidos insuficiente)
- Percepção sensorial visual (lesão e perda da acuidade no olho direito)
- Percepção sensorial dolorosa (tenesmo, dor na região sacrococcígea)
- Cuidado corporal (dentes sujos, língua saburrosa, sujidade na cicatriz umbilical)
- Oxigenação (perda sanguínea, palidez, irregularidade na amplitude do pulso)
- Integridade cutaneomucosa (lesões alérgicas na pele, dentes cariados, lesão da mucosa intestinal)
- Educação à saúde (tensão, nervosismo, não faz exames médico e odontológico periodicamente, não toma vacinas, sujidade, dentes sujos e cariados, língua saburrosa, não ingere líquidos nem consome dieta adequada, medo, "cisma" de hospital, descrença no tratamento)
- Terapêutica (medicação, exames, tratamento, controles)
- Regulação imunológica (pele seca, alergia ao material de trabalho, lesões nas mãos)
- Regulação vascular? (sangramento, retocolite ulcerativa, irregularidade na amplitude do pulso)
- Recreação (hospitalização, Ensino Fundamental incompleto, lesão no olho direito).

*Observação*: os problemas entre parênteses devem ser mais bem investigados para verificar se realmente constituem problemas de enfermagem.

O diagnóstico de enfermagem é flexível e será alterado caso sejam identificadas outras necessidades ou modificações de dependência resultantes da evolução do paciente.

Apresenta-se, a título de ilustração, o plano de cuidados executado nas primeiras 24 horas de internação e respectiva avaliação.

## Plano de cuidados para o primeiro dia de internação

| Data | Cuidados prescritos | Horário | Avaliação |
| --- | --- | --- | --- |
| 11/11 | Explicar rotinas da clínica, apresentar à equipe de enfermagem<br>Colocar-se à disposição para perguntas | | Recebeu orientações<br>Questionou sobre ir à capela e onde ficava a sala de cirurgia |
| | Peso | 7h | |
| | TPR e PA (observar amplitude do pulso) | 7h -17h | Amplitude normal |
| | Desjejum, almoço, jantar, lanche | 7h30; 11h30 | Recusou verdura crua |
| | Observar aceitação e orientar sobre consumo de verduras e leite | 17h30; 20h30 | Deixou metade da refeição no almoço e jantar; não gosta de prato cheio |
| | Líquidos: sucos, água, leite | 9h -15h -22h | Recusou o suco das 22h |
| | Banho no chuveiro – orientar quanto à limpeza da pele, passar creme hidratante após o banho; corte de unhas | | Cicatriz umbilical limpa, unhas cortadas |
| | Higiene oral, limpeza da língua com água bicarbonatada – orientar | 8h -12h -18h -22h | |
| | Iniciar treinamento para relaxamento da musculatura períneo | 16h30 | Dificuldade em relaxar |
| | Observar frequência e aspecto das evacuações<br>Incentivá-lo a falar sobre o trabalho e a família | | Evacuou 5 vezes com muco e sangue<br>Entusiasmado com seu trabalho; sua esposa não tem um bom relacionamento com a sogra |
| | Observar comportamento. Oferecer revistas. Levá-lo para assistir à televisão | 19h | Não quis ir. Ficou deitado no leito com os olhos fechados, sem, no entanto, dormir |

## Plano de cuidados

### Cuidados prioritários

Os cuidados prioritários abrangem ajustamento ao hospital, apoio emocional e controle das evacuações.

Diante da avaliação e discussão com o paciente, o plano foi modificado nos dias que se seguiram, colocando-se em prática o plano assistencial.

A avaliação global do plano de cuidados é feita diariamente na evolução de enfermagem. Assim foi a evolução do paciente no dia 12/11: "Dormiu pouco e não assistiu à televisão porque soube de outro paciente com o mesmo diagnóstico que foi operado e está muito mal. Prefere tomar suco às refeições e às 15h e, também, que, no almoço e jantar, o prato venha com menos comida. Sente melhora da dor após os exercícios de relaxamento. Gosta de revistas com ilustrações. Pálido, deprimido, com olheiras; diminuição da saburra e dentes mais limpos."

Em 1 mês, o paciente engordou 5 kg, as evacuações passaram a 2 por dia, sem dor, muco e sangue. Teve duas permissões para passar o fim de semana em casa. Consultou-se com o odontólogo e o oftalmologista e recebeu orientação psicológica. Ao receber alta, foi encaminhado ao ambulatório para acompanhamento e continuou sob observação da equipe de enfermagem.

O prognóstico de enfermagem foi: "Dependência parcial S3 para educação à saúde e segurança emocional."

## ■ Terceiro exemplo

## Histórico de enfermagem

### Identificação

Realizado na admissão. M. A. S., 42 anos, branca, amasiada, tem 5 filhos (10, 8, 7, 5 e 3 anos), brasileira, analfabeta, natural de Colônia, na Bahia, do lar ("prendas domésticas"), católica praticante. Foi admitida pelo ambulatório na Ginecologia, é a primeira internação no hospital. Diagnóstico clínico: cisto no ovário.

### Expectativas e percepções

Não sabe a que causa atribuir a sua doença. Tem medo de submeter-se à cirurgia. Desconhece o que é anestesia. Não sabia que seria internada hoje, mas, sempre ao sair de casa para vir ao ambulatório, deixa tudo em ordem e avisa que se não voltar é porque ficou no hospital. Nunca esteve em hospital; os partos foram no domicílio, na Bahia.

### Necessidades básicas

- Dorme durante toda a noite, acorda cedo e não descansa durante o dia
- Muitas tarefas em casa, já trabalhou como doméstica
- Alimenta-se bem: consome diariamente café, pão, feijão, arroz e farinha; às vezes, verduras, carnes, frutas; raramente toma leite; bebe 3 a 4 copos de água por dia
- Evacua diariamente, às vezes tem diarreia; urina várias vezes ao dia
- Toma banho 1 a 2 vezes por semana; lava a cabeça a cada 15 dias; toma banho de assento diariamente
- Mora em casa com dois cômodos, quarto e cozinha; são ao todo 13 pessoas na casa. Água de poço e fossa comum a 6 casas do mesmo tipo. O lixo é jogado em um terreno baldio. Há pulgas, baratas, mosquitos e ratos. A casa tem quintal, mas não há jardim nem horta
- Mora com outra família. Só conversa com o marido e os filhos; os parentes moram perto e os visitam frequentemente; seus pais ficaram na Bahia
- Não frequenta igreja em São Paulo, porque é muito distante da sua residência
- Informa não ter dor às relações sexuais; há vários meses tem apresentado dismenorreia
- Não fuma nem consome bebidas alcoólicas; não sabe se é alérgica a determinada substância ou alimento
- Não costuma consultar-se com médico e odontólogo, apenas quando está doente ou sente dor. Já tomou vacina contra varíola

### Exame físico

- Deambula sem dificuldades, vestuário sujo (com manchas), odor de suor e enegrecido nas partes internas que ficam em contato com a pele
- Músculos faciais descontraídos; sorrindo e olhando o interlocutor frontalmente

- Peso: 48,200 kg; altura: 1,54 m; temperatura: 37°C, pulso: 70 bpm, com características normais; respiração: 28 ipm, com características normais; PA: 160 × 90 mmHg
- Couro cabeludo com caspa e sujidade, boca com dentes cariados, ausência de caninos e pré-molares nos maxilares superior e inferior
- Unhas compridas, sujas, com lesões micóticas; ausência de falange digital no indicador direito; verruga nos dedos e nas articulações
- Lesões generalizadas na pele, escoriações (escabiose?), várias cicatrizes, sujidades na pele, nos membros e no dorso
- Apresenta lordose lombossacra e escoliose à direita
- Narina direita obstruída; apresenta tosse úmida com pouca expectoração
- Informa mastigar, deglutir e digerir sem dificuldades
- Músculos parenterais eutróficos; rede venosa superficial visível nos membros superiores e inferiores
- Relata dor nos olhos; não enxerga bem de perto, vê melhor de longe
- Diminuição do olfato, mas sente bem o gosto dos alimentos
- Queixa-se de dor epigástrica, sente uma "bola", perde sangue pela boca; o peito "ronca", diarreia, cefaleia, fica "boba", esquece as coisas
- Gostaria de saber quanto tempo permanecerá no hospital e como será a cirurgia

### Dados clínicos de interesse para a enfermagem

- Exames hematológicos e de urina normais
- Exame de fezes: *Ascaris lumbricoides*. Suspeita de esquistossomose.

### Impressões do entrevistador

Aparência tranquila e dócil, parece aceitar as orientações repassadas.

# Capítulo 3 | Aplicação do Processo de Enfermagem

| Problemas de enfermagem | Diagnóstico de enfermagem | | Plano assistencial |
|---|---|---|---|
| | Necessidades básicas | Grau de dependência | |
| Analfabeta, amasiada; primeira internação, cisto de ovário | Segurança emocional | A3 | *Fazer e ajudar:* cuidados pré e pós-operatórios; TPR e PA 2 vezes ao dia; tratamento das lesões da pele; cortar unhas: auxiliar no banho de chuveiro; atender às necessidades percebidas, ouvir, aceitar, esclarecer; peso diário; dar revistas com fotos |
| | Segurança socioeconômica | E2 | |
| Não sabe a que causa atribuir sua doença; medo de submeter-se à cirurgia; não sabe o que é anestesia | Nutrição | 02 | |
| | Recreação | A1 | |
| | Cuidado corporal | A1 | |
| Não descansa durante o dia; desempenha muitas atividades | Integridade cutaneomucosa | A3 | |
| | Educação à saúde | 03 | |
| Dieta carente em quantidade e qualidade | Terapêutica | T | *Orientar:* cirurgia, anestesia, hospital, rotinas, equipe de saúde; repouso e diminuição de atividades no pós-operatório; nutrição; higiene; escabiose; exames médico e odontológico periódicos; imunizações; assoar nariz; exercício respiratório; mecânica corporal; saneamento básico, promiscuidade, comunicação; recursos da comunidade; recreação |
| Temperatura: 37°C, PA: 160 × 90 mmHg | Oxigenação | 01 | |
| Às vezes, diarreia | Repouso | 01 | |
| Banho 1 a 2 vezes por semana, xampu a cada 15 dias, banho de assento diário | Mecânica corporal | 01 | |
| | Percepção visual | E2 | |
| Ausência de dentes (mastiga bem?), cáries | Percepção olfativa | S2 | |
| Narinas obstruídas, tosse úmida com pouca expectoração | Percepção dolorosa | S2 | |
| | Regulação térmica | T | |
| Lordose lombossacra, escoliose | Regulação vascular | T | |
| Dismenorreia, não sabe se é alérgica; vacina contra varíola | Orientação no tempo e espaço | S2 | |
| | Comunicação | 02 | *Supervisionar:* queixas de dor; comportamento (esquecimentos); olfato, temperatura e pressão arterial; limpeza da pele e das narinas; eliminação; aprendizagem das orientações dadas; repouso; condições emocionais; pré e pós-operatório |
| Dor nos olhos, não enxerga bem de perto; perda de olfato? | Espaço | E2 | |
| | Religiosidade | E2 | |
| Dor epigástrica, sente uma "bola", às vezes, perde sangue pela boca; o peito "ronca"; fica "boba", esquece as coisas | Eliminação | S2 | |
| | Hidratação | 01 | |
| | Ambiente | 01 | |
| Deseja saber quanto tempo vai ficar internada e como será a cirurgia | Regulação hormonal | S1 | |
| | Aprendizagem | E1 | |
| Ascaridíase, suspeita de esquistossomose | | | *Encaminhar:* médico de plantão (pele e resfriado?); otorrinolaringologista e oftalmologista; ortopedista; clínico geral; odontólogo; levar à capela; encaminhar ao assistente social; recursos da comunidade |
| Sujidade no vestuário e no corpo; unhas compridas e sujas, com lesões micóticas; escoriações do tipo escabiose, verrrugas | | | |
| Não consulta-se com médico e odontólogo periodicamente | | | |
| Casa com 2 cômodos e 13 pessoas; poço e fossa comuns a 6 casas; lixo jogado em terreno baldio; presença de ratos, baratas e insetos; quintal sem horta | | | |
| Só conversa com marido e filhos; filhos pequenos | | | |
| Católica praticante, mas sem condições de ir à igreja | | | |

## Plano de cuidados para o primeiro dia de internação

Nome: M. A. S
Cuidados prioritários: orientação sobre hospitalização, cirurgia e anestesia. Encaminhamento ao médico-plantonista para resolver problemas cutâneo e respiratório

| Data | Cuidados prescritos | Horário | Avaliação |
|---|---|---|---|
| 5/7 | Apresentar clínica, pacientes, rotinas, sanitários | 15h | |
| | Levar à capela | 15h45min | |
| | Exame pelo médico-plantonista | 16h | Diagnosticou escabiose e resfriado, suspendeu cirurgia por 24 horas |
| | Dar banho de chuveiro, orientar e ajudar a se esfregar; passar Acarsan®; cortar as unhas e orientar sobre escabiose | 16h30 | |
| | TPR e PA | 17h | PA: 120 × 80 mmHg; temperatura: 37,2°C |
| | Orientar sobre cirurgia e anestesia | | |
| | Jantar: observar aceitação e orientar sobre o consumo de verduras | 17h30 | Dificuldade em mastigar; recusou tomate; após orientação, comeu 2 fatias |
| | Ensinar a assoar o nariz, fornecer lenços de papel; ensinar a respirar profundamente. Investigar recreação | 19h | Repetiu corretamente |
| | Peso | 7h | |

## ■ Quarto exemplo

### Consulta de enfermagem

#### *Identificação*

A. C., 20 anos, branca, solteira, estudante, brasileira, residente na capital, católica.

#### *Percepções e expectativas*

Espera orientações de saúde e deseja saber o resultado da consulta de enfermagem. Nunca teve sérios problemas de saúde, seu pai é médico.

#### *Necessidades básicas*

- Deita-se às 23h e levanta-se às 6h, considera este tempo suficiente; quando está com problemas, demora para dormir; quando acorda durante a noite, custa também a retomar o sono

- Em suas atividades habituais como estudante, não pratica esportes, faz condicionamento físico na escola
- Pela manhã, consome café com leite e pão com manteiga; almoça no restaurante universitário: come arroz, feijão, pouca quantidade de verdura, carne ou peixe, ovos; costuma jantar em casa: consome sopa e os mesmos alimentos do almoço. Quase não ingere líquidos, às vezes esquece de tomar água (no máximo, 2 copos de água por dia). Não gosta de frutas, consome raramente
- Tem constipação, fica até 4 dias sem evacuar; usa laxantes para conseguir evacuar; fezes com aspecto normal, mas sente dor à eliminação e precisa fazer muita força. Mastiga rapidamente, digestão demorada, eructação frequente, não tem azia
- Urina 3 a 4 vezes ao dia, com características normais
- Toma banho diário, de chuveiro, antes do jantar; lava a cabeça aos sábados
- Escova os dentes 3 vezes ao dia, mas usa técnica incorreta na escovação
- Mora em casa própria; o bairro tem todos os recursos de saneamento básico, mas há pulgas, baratas, mosquitos; tem cachorro vacinado e pássaros
- Nunca teve relações sexuais, está noiva; menstrua a cada 28 dias, sem dor ou qualquer irregularidade
- Passeia com o noivo aos sábados e domingos, vão ao cinema ou teatro; assiste à televisão, ouve rádio, gosta de ler romances.
- É católica, mas não é praticante; crê em Deus e nele deposita toda a sua fé
- A família é constituída por pai, mãe e 5 irmãs; é a segunda filha. Relacionamento afetivo, sem atritos, com todos os membros da família; o pai é um pouco autoritário. O noivo não gosta que ela saia com as colegas; às vezes, sai escondida e precisa mentir para que ele não se aborreça
- Gosta da escola e tem bom relacionamento com as colegas. Não participa de atividades em sua comunidade.

### Educação à saúde

Fuma esporadicamente e não ingere bebidas alcoólicas. Tomou todas as vacinas este ano, bem como a dose de reforço da vacina antitetânica; é alérgica a poeira e pelos de animais.

*Exame físico*

- Peso: 55,800 kg, altura: 1,57 m, temperatura: 36,7ºC, pulso: 81 bpm; respiração: 24 ipm;  PA: 120 × 80 mmHg
- Olhando para o interlocutor, sorrindo, corada, consciente, deambula sem dificuldade
- No exame postural: pé esquerdo plano, escoliose dorsal à esquerda, discreta cifose lombossacra
- Cabelos e couro cabeludo limpos, presença de caspa; pele do rosto normal, exceto pela presença de acne no lado direito da face e na glabela
- Coriza na narina esquerda, lábios secos, língua saburrosa, prémolares da arcada inferior e superior com implantação irregular, algumas cáries e placas dentárias (encontra-se em tratamento odontológico)
- Pele com turgor, umidade e temperatura sem anormalidades; algumas lesões nos braços e nas pernas provenientes de picadas de pernilongos, lesão micótica interdigital no pé esquerdo
- Mamas ingurgitadas (fase pré-menstrual) e doloridas, presença de corrimento vaginal incolor

*Impressões do entrevistador*

Paciente tranquila, respondendo rapidamente; aparentemente satisfeita por estar sendo examinada.

## Evolução

- Não procurou o ortopedista; falou com o pai sobre a alergia e está fazendo tratamento.
- Toma 4 copos de líquido diariamente e passou a consumir mais verduras e frutas
- Intestino funcionando a cada 2 dias, já não toma laxantes, sem dor ao evacuar; ontem e hoje evacuou normalmente; tem feito massagem abdominal
- Fez demonstração da técnica correta de escovação, dentes limpos
- Escova os cabelos diariamente, sem caspa
- Discreta melhora da postura e redução do peso (53 kg)
- Micose em fase de cicatrização
- Tem procurado conversar mais com o noivo, expondo a necessidade de confiança mútua e liberdade para sair com amigas.
- Parou de fumar.

## Capítulo 3 | Aplicação do Processo de Enfermagem

### *Orientação*

Reforço das orientações anteriores, importância da correção ortopédica do pé plano e exercícios específicos para a coluna vertebral. Retornará em 45 dias para revisão.

| Problemas de enfermagem | Diagnóstico de enfermagem | | Plano assistencial |
| --- | --- | --- | --- |
| | Necessidades básicas | Grau de dependência | |
| Pé esquerdo plano, escoliose dorsal esquerda, cifose lombossacra | Nutrição | 0 | *Orientar:* hábitos alimentares; correção da constipação; importância do consumo de água, verduras e frutas; massagem abdominal; mastigação; cuidados com a pele, o couro cabeludo, os lábios e a língua; escovação adequada dos dentes; exercícios para pé plano e correção postural; tratamento de micose; exame médico periódico; comunicação com o pai e o noivo, matrimônio e relacionamento entre cônjuges; tabagismo e seus problemas; combate aos insetos |
| Implantação irregular de dentes, placas dentárias, escovação incorreta (encontra-se em tratamento odontológico) | Eliminação | 0 | |
| | Hidratação | 0 | |
| | Integridade cutaneomucosa | 0 | |
| | Mecânica corporal | 0 | |
| Língua saburrosa; caspa | Educação à saúde | 0 | |
| Lábios secos, ingere 2 copos de líquidos por dia | Regulação imunológica | 0 | |
| | Comunicação | 0 | |
| Acne na face lateral direita e na glabela | Cuidado corporal | 0 | |
| Coriza na narina esquerda | Oxigenação | 0 | |
| Micose interdigital no pé esquerdo; alergia à poeira e a pelos de animais | Segurança emocional? | 0 | |
| Come pouca verdura e não gosta de frutas | | | *Supervisionar:* outros sintomas de segurança emocional, resultados das orientações fornecidas |
| Constipação, toma laxantes, sente dor à defecação e faz muita força | | | |
| Mastiga rapidamente; digestão difícil, eructação | | | *Encaminhar:* ao ortopedista e ao especialista em alergia. Nova consulta em 30 dias |
| Apesar de o pai ser médico, não faz exames médicos periódicos | | | |
| Pai autoritário; noivo não gosta que saia sem ele; quando sai com amigas, esconde do noivo | | | |
| Fuma esporadicamente | | | |
| Presença de pulgas, baratas, mosquitos; picadas de mosquito | | | |

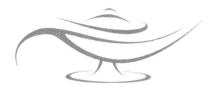

# Bibliografia

BONNEY, V.; ROTHERG, J. *Nursing Diagnosis and Therapy*. The League Exchange, National League for Nursing, New York, 1963.

BRODT, D. E. "A synergistic theory of nursing". *The American Journal of Nursing*, 69 (8): 1674-1676, ago. 1969.

BUZZI, A. R. *Introdução ao pensar*. 2. ed. Petrópolis: Vozes, 1972.

BYRNE, M.; THOMPSON, L. *Key concepts for the study and practice of nursing*. St. Louis: Mosby, 1972.

CERVO, A. L.; BERVIAN, P. A. *Metodologia Científica*. São Paulo: McGraw-Hill do Brasil Ltda., 1974.

CIANCCARULLO, T. I. *Histórico de enfermagem auto-aplicado: Estudo de sua atualização em pacientes hospitalizados*. Dissertação de mestrado. São Paulo, 1975.

DICKOFF, J.; JAMES, P.; WIEDENBACH, E. "Theory in a Practice Discipline. Part. I – Practice Oriented Theory". *Nursing Research*, 17 (5): 415-435, set./out., 1968.

DONOVAN, C. "Making Theory Work". *The American Journal of Nursing*, 66 (10): 2204-2206, out. 1966.

FISCHER, V. G.; CONNOLLY, A. F. *Promotion of physical comport and safety*. Dubuque, Iowa, W. M. C. Co., 1970, cap. 3.

GRIFFITHS, D. E. *Teoria da administração escolar*. São Paulo: Companhia Editora Nacional/EDUSP, 1971.

HORTA, W. A. "Considerações sobre o diagnóstico de enfermagem". *Rev. Bras. Enf.*, 20 (1): 7-13, jan. 1967.

_____; HARA, Y.; PAULA, N. S. "Ensino de planejamento de cuidados em Fundamentos de Enfermagem". *Rev. Bras. Enf.*, 20 (4): 249-263, ago. 1967.

_____. "Conceito de enfermagem". *Rev. Esc. Enf. USP*, 2 (2): 1-5, set. 1967.

_____. "Nota preliminar sobre histórico de enfermagem". *Rev. Esc. Enf.*, 3 (2): 33-38, set. 1969.

_____. "Contribuição a uma teoria sobre enfermagem". *Rev. Bras. Enf.*, 22 (3, 4, 5 e 6): 119-125, jul./dez. 1970.

_____. "Metodologia de processo de enfermagem". *Rev. Bras. Enf.*, 24 (6): 81, set./out. 1971.

_____. "A observação sistematizada como base para o diagnóstico de enfermagem". *Rev. Bras. Enf.*, 24 (5): 46, jul./set. 1971.

_____. "Diagnóstico de enfermagem: Estudo básico da determinação de dependência de enfermagem". *Rev. Bras. Enf.*, 25 (4): 179-184, jul./set. 1971.

_____. "Enfermagem: Teoria, conceitos, princípios e processo". *Rev. Esc. Enf. USP*, 8 (1): 7-17, mar. 1974

_____. *A observação sistematizada da identificação dos problemas de enfermagem em seus aspectos físicos.* Tese de Livre-Docência. Editora da USP, 1968.

_____. "A observação sistematizada na identificação dos problemas de enfermagem em seus aspectos físicos". *Rev. Bras. Enf.*, 27 (2): 214, abr./jul. 1974.

_____. "O processo de enfermagem: Fundamentação e aplicação". *Perspectivas*, Zullia, Venezuela, 2 (2): 46-54, dez. 1974.

_____. "Da necessidade de se conceituar enfermagem". *Enf. Novas Dimens.*, 1 (1): 5-7, mar./abr. 1975.

_____. "O processo de enfermagem: Fundamentação e aplicação". *Enf. Novas Dimens.*, 1 (1): 10-16, mar./abr. 1975.

_____. "Aplicação do processo de enfermagem". *Rev. Esc. Enf. USP*, 9 (2): 300-304, ago. 1975.

_____. "Bases para uma ciência de enfermagem". *Enf. Novas Dimens.*, 1 (3): 105-106. jul./ago. 1975.

_____. "Consulta de enfermagem". *Rev. Esc. Enf. USP*, 9 (3): 53-57, set./dez. 1975.

_____. "Necessidades humanas básicas, considerações gerais". *Enf. Novas Dimens.*, 1 (5): 266-268, nov./dez. 1975.

_____. "O histórico de enfermagem simplificado". *Enf. Novas Dimens.*, 2 (3): 131-138, jul./ago. 1976.

_____. Modelo operacional para determinar a dependência de enfermagem em natureza e extensão. *Enf. Novas Dimens.*, 2 (4): 200-203, set./out. 1976.

_____. Diagnóstico de enfermagem. Representação gráfica. *Enf. Novas Dimens.*, 2 (2): 75-77, mar./abr. 1977.

_____. "Síndromes de enfermagem". *Enf. Novas Dimens.*, 4 (1): 17-8, jan./fev. 1978.

JACOX, A. "Theory Construction in Nursing – an overview". *Nursing Research*, 23 (2): 100-107, mar./abr. 1974.

HOWLAND, D. "Approaches to the Systems Problem". *Nursing Research*, 12 (3): 172-174. Summer, 1963.

_____; MCOOWELL, W. E. "The Measurement of Patient Care: a Conceptual Framework". *Nursing Research,* 13 (1): 4-7. Winter, 1964.

KING, I. M. "A Conceptual Frame of Reference for Nursing". *Nursing Research* 17 (1): 27-31, jan./fev. 1968.

_____. *Toward a theory for Nursing.* New York: John Wiley and Sons Inc., 1971.

LEVINE, M. E. "The Pursuit of Wholeness". *The American Journal of Nursing*, 69 (1): 93-98. jan. 1969.

_____. "Holistic Nursing". *Nursing Clinics of North America*, 6 (2): 253-263, jun. 1971.

LEWIS, L. Planning Patient Care. Dubuque, Iowa, Wm. C. Brown Co. Publishers. 1970.

LITTLE, D. E.; CARNEVALLI, D. L. *Nursing Care Planning.* 2. ed. Toronto: Lippincott Co., 1969.

LOWTHIAM, P. – Bedsores. "The Missing Linkes?" *Nursing Times*, 66 (46): 1454-1458, 12/1970.

# Bibliografia

MARTIN, H. W.; PRANGE, A. J. Jr. "Human adaptation – A Conceptual Approach to Understanding Patients". *The Canadian Nurse*, 58 (3): 234-243, mar. 1962.

MASLOW, A. H. *Motivation and Personality*. 2. ed. New York: Harper & Row Publishers, 1970.

_____. *The Psychology of Science*. Chicago: Henry Regnery Co., 1970.

MAYERS, M. G. *A Systematic Approach to the Nursing Care Plan*. New York: Appleton Century Crofts, 1972.

MOHANA, João. *O mundo e eu*. 2. ed. Rio de Janeiro: Agir, 1964.

MURPHY, J. F. *Theoretical Issues in Professional Nursing*. New York: Appleton Century Crofts, 1971.

ORLANDO, I. J. *O relacionamento dinâmico enfermeiro/paciente*. São Paulo: E.P.U./EDUSP, 1978.

PAIM, L. "Problema prescrição e planos". *Cadernos científicos ABEN*, nº 1, 1978.

POSSO, M. B. S. "Avaliação das condições dos pacientes nas salas de recuperação pós-anestésica". *Rev. Esc. Enf. USP,* 9 (3): 7-23, dez. 1975.

RINES, A. R.; MONTAG, ML. *Nursing Concepts and Nursing Care*. New York: John Wiley & Sons Inc., 1976.

ROGER, M. E. *Theoretical Basis of Nursing*. Philadelphia: F. A. Davis Co., 1970.

_____. *Educational Revolution in Nursing*. New York: MacMillan Co., 1961.

Roy, S. C. "Adaptation: a Conceptual Framework for Nursing". *Nursing Outlook*, 18 (3): 42-45, mar. 1970.

_____. "Adaptation: a Basis for Nursing Practice". *Nursing Outlook*, 19 (4): 254-257, abr. 1971.

_____. *Introduction to Nursing: An Adaptation Model*. New Jersey: Prentice-Hall Inc., 1976.

VAILLOT, S. M. C. "Existencialismo – Uma filosofia do compromisso". *Enf. Novas Dimens.*, 1 (5): 294-301, nov./dez. 1975.

WIEDENBACH, E. "Nurses Wisdom in Nursing Theory". *The American Journal of Nursing,* 70 (5): 1057-1062, maio, 1970.

YURA, H.; WALSH, M. The Nursing Process. 2. ed. New York: Meredith Corporation, 1973.

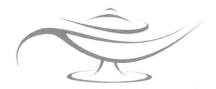

# Índice Alfabético

**A**

Ação de enfermagem, 37
Agente, 5
Ajuda, 60
Alergia, 51
Alimentação, 46, 49, 51, 53
Anormalidade, situação de, 12
Antídoto do caos, 25
*Assessing*, 37
*Assessment*, 37
Assistência
- de enfermagem, 35
- de supervisão, 65
Atividades físicas, 46, 53
Autoconhecimento, 42
Autorregulação, 24
Avaliação, 37

**C**

Ciclo vital, 20
Ciência
- de enfermagem, 5
- definição, 3
- enfermagem como, 7
- o que caracteriza uma, 6
- o que é?, 6
- objeto da, 6
Coleta de dados, 37
Comunicação
- não verbal, 15
- verbal, 15
Condições
- ambientais, 62
- socioeconômicas, 62
Conhecimento, 61
- científico, 6
- do ser humano, 7

Consulta de enfermagem, 69, 92
- modelo, 72
*Continuum* saúde-doença, 19
Criatividade, fenômeno da, 25
Cuidado(s)
- com a pele e mucosas, 51, 54
- com orelhas e narinas, 54
- com os cabelos, 54
- com os dentes, 54
- corporal, 45, 72
- de enfermagem, 35
- prioritários, 88
- unhas, 54
Cuidar de gente, 2

**D**

Deambulação, 61
Defesa biológica, mecanismos de, 12
Diagnóstico de enfermagem, 34, 37, 59, 64, 80, 85, 86, 91
- conceito de Virginia Bonney, 58
- metodologia, 66
- representação gráfica, 65
Doença, 11, 14

**E**

Eliminação, 45, 49, 54
Encaminhamento, 60, 67, 68
Energia do indivíduo, fonte, 13

Enfermagem
- assistência de, 35
- ciência de, 5
- - bases de uma, 7
- como ciência, 7
- como parte integrante da equipe de saúde, 30
- como serviço prestado ao ser humano, 29
- consulta de, 69, 92
- cuidado de, 35
- dependência de, 60
- - em extensão, indicadores para determinação, 61
- - modelo operacional para determinar, 63
- - níveis, 63
- diagnóstico de, 34, 37, 59, 64, 80, 85, 86, 91
- é uma ciência?, 3
- entes de, 37
- evolução de, 35, 68, 81
- filosofia de, 2
- função específica, 15
- histórico de, 34, 78, 83, 88
- intervenção de, 12, 13
- prescrição de, 35, 67
- problemas de, 38
- processo de, 14, 15, 33-75
- prognóstico de, 35, 69
- síndromes de, 73
- sistema conceitual de, 26
Enfermeiro
- funções do, 31
- níveis de atuação do, 9
Entes de enfermagem, 37
Entropia, 24
Equipe de saúde, enfermagem como parte integrante da, 30

Estado mental, 62
Estímulo, 20
- contextual, 20
- focal, 20, 21
- provocador, 20
- residual, 20, 21
Estresse, resposta ao, 12
Etilismo, 51
Evolução de enfermagem, 35, 68, 81
Exame físico, técnica do, 44
Exercícios, 46, 53

**F**

Família, 16
Faye, problemas de, 4
Filosofar, 2

**H**

Habitação, 51
Hábitos, 45
- alterações de, 55
- relacionados com a saúde, 51
Helicidade, princípio de, 28
Helson, teoria de, 20
Higiene íntima, 54
Histórico de enfermagem, 34, 78, 83, 88
- características, 41
- conceito, 40
- elaboração, fatores que interferem, 43
- exame físico, 43
- partes, 45
- responsabilidade, 41
- simplificado, 48

- - modelo
- - - - 1, 48, 49, 57
- - - - 2, 48, 50, 58
- - - - 3, 48, 52
- técnica, 41
- vantagens e utilização dos dados, 43
Homem
- objeto da enfermagem, 24
- um sistema aberto, 24
- um todo unificado, 24
Homeocinese, 24
Homeostase, 24
Homeostasia do paciente, 10
Hospital, 13
- paciente no, observação do, 47

**I**

Imogenes King, teoria de, 8
Integridade, 11
Interação, 24
- processo de, 15
Intervenção, 20, 37
- de enfermagem, 12, 13, 26

**J**

João Mohana, classificação das necessidades básicas humanas por, 39

**L**

Levantamento, 37
Líquidos, 53
"Lista de levantamento", 5

**M**

Margem de erro, 26
Martha Rogers, teoria de, 8
Maslow, 29, 38
Medo(s), 49
- resposta ao, 11
Meio ambiente, 45
Modelo conceitual, 27
Morte, 11, 15
Motilidade, 61

**N**

Necessidades humanas básicas, 8
- características, 37
- classificação por João Mohana, 39
- conceituação, 37
- exemplos de manifestações, 40

- na hospitalização, 49
- psicobiológicas, 8
- psicoespirituais, 8
- psicossociais, 8, 51
Negentropia, 24

**O**

Objetivo-conteúdo, 5
Olfato, 12
Ondas dinâmicas, 28
Orientação, 60, 67

**P**

Paciente, 2, 5
- homeostasia do, 10
Paladar, 12
Palavras-símbolos da teoria de Imogenes King, 14
Percepção(ões), 14, 15
- extrassensorial, 25
- seletivas, 16
Plano
- assistencial, 34, 66, 81
- de cuidados, 35, 67, 81, 88
- - para o primeiro dia de internação, 92
Predição, 26
Prescrição de enfermagem, 35, 67
Princípio(s)
- de helicidade, 28
- de reciprocidade, 27
- de ressonância, 28
- de sincronia, 27
Problemas de enfermagem, 38, 40, 85, 95
Processo(s)
- de enfermagem, 14, 15, 32, 33-75
- - aplicação do, 77-95
- - - exemplos, 78, 83, 88, 92
- - consulta de enfermagem, 69
- - diagnóstico, 59
- - etapas, American Nurses Association, 37
- - evolução de enfermagem, 68
- - histórico, 36
- - - de enfermagem, 40
- - - simplificado, 48
- - necessidades humanas básicas, 37
- - plano
- - - assistencial, 66

- - - de cuidados, 67
- - - prescrição de enfermagem, 67
- - prognóstico de enfermagem, 69
- - síndromes de enfermagem, 73
- de interação, 15
- mental de percepção, 14
Prognóstico de enfermagem, 35, 69, 83
Promoção da humanidade, 23

**Q**

Queixas, 46, 49, 56

**R**

*Reassessment*, 37
Reciprocidade, princípio de, 27
Recreação, 46, 49, 55
Relacionamento enfermeiro-paciente-médico, 10
Relações interpessoais, 14
Relato diário, 35
Repouso, 46, 49, 51, 53
Reprodução, 51, 55
Resposta(s)
- ao estresse, 12
- ao medo, 11
- inflamatória, 11
- sensorial, 12
Ressonância, princípio de, 28
Revisão de plano, 37
Roteiro diário, 35

**S**

Satisfação, níveis de, 8
Saúde, 14, 17
- controle de, 55
- manutenção da, 46
- problemas de, 47
Segmentos, condições dos, 56
Ser-cliente, 2
Ser-enfermagem, 2
Ser-enfermeiro, 2
Sinais vitais, 56
Sincronia, princípio de, 27
Síndrome(s)
- cirúrgica, 74
- deambulatorial, 74
- de enfermagem, 73
- EHN, 75

Sistema(s)
- auditivo, 12
- conceitual de enfermagem, 26
- háptico, 12
- orientador básico, 12
- sensorial, 12
- sociais, 14
- tátil, 12
- visual, 12
Sister Callista Roy, 37
Sono, 46, 49, 51, 53
Supervisão, 60, 65, 67
*Survey list,* 5

**T**

Tabagismo, 51
Teoria(s)
- da adaptação, 8, 19
- da motivação humana, 29
- das necessidades humanas básicas, 5, 7
- de Helson, 20
- de Imogenes King, 8, 13
- - palavras-símbolos da, 14
- de Martha Rogers, 8, 21
- - conceitos utilizados, 22
- - conteúdo da obra, 23
- - enfermeiro, 23
- holística, 11
- homeostática, 8
- níveis de, 4
- preditivas, 5
- prescritivas, 5
- sinergística, 17
"Todo", indivíduo, 11, 12
Tricotomia, 54

**U**

Unidade
- da vida, 24
- indivíduo, 11
Unidirecionalidade da vida, 25

**V**

Velhice, 15
Vida
- comunitária, participação na, 46
- padrões de, 25
- profissional, participação na, 46
- unidirecionalidade a, 25